口腔专业护理
工作指引

主编 刘 帆 李秀娥

中国健康传媒集团
中国医药科技出版社

内 容 提 要

本书是一本规范和提高口腔专业护理人员所需技能和管理水平的图书，重点介绍了口腔专业基础知识，口腔护理所需的基础技能、专科技能和急救技能，以及口腔医疗机构管理知识。本书编者均来自国内知名高校口腔专科医院临床护理一线，内容丰富、结构精炼、流程清晰，具有较强的临床指导价值。适用于各级口腔医疗机构和综合医院口腔科及基层医疗机构口腔科从业人员、口腔医学及护理专业学生等，也可作为各类口腔护理专业教师教学用书及口腔医疗机构管理人员工作的指引用书。

图书在版编目（CIP）数据

口腔专业护理工作指引／刘帆，李秀娥主编.—北京：
中国医药科技出版社，2022.9
ISBN 978－7－5214－2892－6

Ⅰ.①口… Ⅱ.①刘… ②李… Ⅲ.①口腔科学—护理学 Ⅳ.①R473.78

中国版本图书馆 CIP 数据核字（2022）第 147383 号

美术编辑 陈君杞
版式设计 南博文化

出版	**中国健康传媒集团**｜中国医药科技出版社
地址	北京市海淀区文慧园北路甲 22 号
邮编	100082
电话	发行：010－62227427　邮购：010－62236938
网址	www.cmstp.com
规格	787×1092mm $^1/_{32}$
印张	7 $^1/_4$
字数	229 千字
版次	2022 年 9 月第 1 版
印次	2022 年 9 月第 1 次印刷
印刷	三河市万龙印装有限公司
经销	全国各地新华书店
书号	ISBN 978－7－5214－2892－6
定价	**39.00 元**

获取新书信息、投稿、为图书纠错，请扫码联系我们。

版权所有　盗版必究
举报电话：010－62228771
本社图书如存在印装质量问题请与本社联系调换

编 委 会

主　编　刘　帆　李秀娥
副主编　鲁　喆　石永乐
编　者　（以姓氏拼音为序）
　　　　　白沅艳（四川大学华西口腔医院）
　　　　　陈守会（重庆医科大学附属口腔医院）
　　　　　杜书芳（四川大学华西口腔医院）
　　　　　何　静（四川大学华西口腔医院）
　　　　　候雅蓉（南方医科大学口腔医院）
　　　　　黄姝绮（四川大学华西口腔医院）
　　　　　李　艳（四川大学华西口腔医院）
　　　　　李秀娥（北京大学口腔医院）
　　　　　廖学娟（四川大学华西口腔医院）
　　　　　林　洁（四川大学华西口腔医院）
　　　　　刘　帆（四川大学华西口腔医院）
　　　　　刘　琳（重庆医科大学附属口腔医院）
　　　　　刘漫丽（四川大学华西口腔医院）
　　　　　卢兴凤（四川大学华西口腔医院）
　　　　　鲁　喆（四川大学华西口腔医院）
　　　　　罗　莎（四川大学华西口腔医院）
　　　　　申一帆（四川大学华西口腔医院）
　　　　　石永乐（四川大学华西口腔医院）
　　　　　宋　瑜（四川大学华西口腔医院）
　　　　　孙　艳（四川大学华西口腔医院）

田　莉（四川大学华西口腔医院）

万雪丽（四川大学华西口腔医院）

王　雁（四川大学华西口腔医院）

王洁雪（四川大学华西口腔医院）

徐庆鸿（四川大学华西口腔医院）

颜　文（四川大学华西口腔医院）

杨春霞（四川大学华西口腔医院）

张　玲（四川大学华西口腔医院）

张宗骊（四川大学华西口腔医院）

赵晓曦（四川大学华西口腔医院）

周小蓉（四川大学华西口腔医院）

前言

QIAN YAN

口腔护理学是护理学与口腔医学相交叉的一门学科。《口腔专业护理工作指引》可为从事口腔护理的临床一线人员、管理人员提供具体、实用的指导。

本书共有三部分内容：第一部分为基础篇，主要包括颌面部解剖、口腔局部解剖、牙体解剖、牙周组织解剖等内容，旨在使读者了解口腔专业的解剖学基础，为口腔专科护理的顺利开展提供专业知识基础。第二部分为技能篇，主要包括基础技能、专科技能和急救技能。其中，基础技能主要介绍了磷酸锌水门汀、玻璃离子水门汀、藻酸盐印模、硅橡胶印模、石膏模型、牙周塞治剂调拌技术；专科技能主要涉及口腔内科专科技术、口腔外科专科技术、口腔修复专科技术、口腔正畸专科技术及儿科口腔专科技术；急救技能主要包括小器械误吸/误吞、晕厥、神经源性直立性低血压、局麻药过敏及药物烧灼伤等急救技术。技能篇内容主要以文字及流程图形式呈现，旨在为口腔专科护理的顺利实施提供实践依据。第三部分为管理篇，主要包括环境管理、医疗服务流程管理、护理人力资源管理、设备及器械管理、材料及药物管理、医院感染管理、护理质量管理和运营管理。管理篇主要以流程图形式呈现，旨在保证医疗安全、促进口腔医疗机构良性可持续发展。

本书内容丰富、结构精炼、流程清晰，具有较强的临床指导价值。适用于各级口腔医疗机构和综合医院口腔科及基层医疗机构口腔科从业人员、口腔医学及护理专业学生等，也可作为各类口腔护理专业教师教学用书及口腔医疗机构管理人员工作的指引用书。

本书汇集了国内多所高校口腔专科医院护理专家的智慧与心血，但因编写时间及水平有限，难免有不足之处，望广大读者帮助斧正。

编　者
2022 年 7 月

目录
MULU

第一篇　基础篇

第二篇　技 能 篇

第三篇　管理篇

第一篇

基础篇

第一章 概　述

口腔颌面部解剖学是一门以研究口腔、颅、颌、面、颈部诸部位的正常形态结构、功能活动规律及其临床应用为主要内容的学科。了解口腔颌面部诸骨、器官及各器官毗邻关系等，可对临床一线医护人员临床工作的顺利开展提供理论基础。

第二章　颌面部解剖学基础

口腔颌面部上至发际，下达下颌骨下缘，两侧至下颌支后缘区，由颌骨、颞下颌关节、肌肉、血管、淋巴、神经及涎腺等构成，具有咀嚼、消化、呼吸、吞咽、言语及表情等功能。了解颌面部各器官的形态结构、位置及毗邻关系，可为口腔护理实践的顺利进行奠定理论基础。

第一节　上颌骨、下颌骨及颞下颌关节

口腔颌面部骨由 14 块形态各异的骨构成颅面框架，并作为软组织支架，支持和保护与眼眶、鼻腔、口腔等相关的结构。本节重点叙述与口腔颌面外科临床密切相关的上颌骨、下颌骨及颞下颌关节。

一、上颌骨

上颌骨位于颜面中部，左右各一，相互对称。从外形上看，上颌骨形态不规则，大致可分为一体（上颌体）和四突（额突、颧突、腭突、牙槽突）。在眶下缘中点下方约 0.5 cm 处有椭圆形的眶下孔，眶下孔是眶下神经阻滞麻醉的有效注射部位。上颌窦位于上颌体中央，是鼻窦中最大的一对

窦腔，因其周壁骨质菲薄，且下壁与上颌双尖牙和磨牙的根尖较近，当有感染时易侵入上颌窦内，可引起牙源性上颌窦炎。上颌骨血供丰富，抗感染能力较强。

二、下颌骨

下颌骨是颌面部骨中唯一可活动的骨，位于面部下 1/3，两侧对称。从外形上看，下颌骨分为下颌体和下颌支，下颌体下缘与下颌支后缘相连接的转角处为下颌角。下颌骨是颌面诸骨中体积最大、面积最广、位置最为突出者，下颌骨的正中联合、颏孔区、下颌角、髁状突颈部为其最薄弱处，是骨折的好发部位。下颌骨血运较上颌骨差，骨折愈合较上颌骨慢，骨髓炎发生率亦较上颌骨多且严重。

三、颞下颌关节

颞下颌关节是颌面部唯一能活动的关节，由上方的颞骨关节窝和关节结节（两者合称颞骨关节面）、下方的下颌骨髁突、居于两者之间的关节盘，以及其外侧包绕的关节囊和囊内外韧带等部分构成，主要功能包括承载（咬合时）咀嚼肌的收缩力和支持下颌运动。颞下颌关节脱位指髁突脱出关节窝以外，超越了关节运动的正常限度，不能自行复回原位。颞下颌关节急性脱位时，应及时复位。复发性关节脱位，可采用关节囊内注射、手术复位治疗等方法。

第二节　颅颌面颈部肌肉

颅颌面颈部的肌群包括浅层的表情肌、深部的咀嚼肌、颈部肌，以及舌、腭、咽、喉部肌，其主要作用是完成头面颈部的诸多运动，如咀嚼、吞咽、言语、表情、呼吸以及眼、耳、鼻的运动等。本节主要介绍颅面部浅层的表情肌及深部的咀嚼肌。

一、表情肌

表情肌是位于颜面部、发挥表情功能的肌群，肌束薄而短小，收缩力弱，以环状和放射状方式排列在面部孔裂周围，肌纤维收缩可显露各种表情。

二、咀嚼肌

咀嚼肌是位于颌面部与咀嚼运动密切相关的一组肌群，主要包括颞肌、咬肌、翼内肌、翼外肌。咀嚼肌位于颌骨周围，起于颅骨和上颌骨、止于下颌骨，肌束的排列及走行与颞下颌关节的运动特点相适应，收缩时可上提下颌产生闭口运动，翼外肌参与前伸和开颌运动。

第三节　颌面颈部血管、淋巴结和淋巴管

颌面颈部的血管、淋巴结和淋巴管十分丰富。动、静脉血管纵横交错，形成颌面颈部的循环系

统；淋巴结、淋巴管相互交织成网，共同组成颌面颈部的防御系统。

一、血管

口腔颌面颈部的动脉血液供应来源于颈总动脉和锁骨下动脉。颈内外动脉之间、两侧动脉之间，以及其与锁骨下动脉之间均有大量的血管吻合，血运十分丰富。口腔颌面颈部的静脉行径、分布大多与动脉一致，但分支多而细，吻合更丰富，常呈现网状分布。其中面静脉瓣发育不完善，少且薄弱，不能阻挡静脉血逆流，可引起海绵窦血栓性静脉炎等严重颅内并发症。

二、淋巴结和淋巴管

口腔颌面颈部的淋巴结和淋巴管较为丰富，共同组成此部分的防御系统，参与机体的免疫反应。口腔颌面部组织内的毛细淋巴管非常密集，吻合成网，由网发出的淋巴管又吻合成淋巴管丛，再由丛汇集为集合淋巴管，集合淋巴管继续下行汇合成淋巴干。淋巴管在被阻塞和切断之后，可建立起有效的侧支循环。

在正常情况下，淋巴结与软组织硬度相似，一般不易触及；但当淋巴结所收集的区域内有炎症时，该淋巴结就会肿大和疼痛。腹部恶性肿瘤，尤其是胃癌患者，肿瘤细胞可经胸导管、左颈淋巴干逆流转移至左锁骨上淋巴结，因此左锁骨上淋巴结肿大常常为早期就诊的体征。

第四节　脑神经

　　脑神经共 12 对，按性质分为感觉神经（Ⅰ 嗅神经、Ⅱ 视神经、Ⅷ 前庭蜗神经）、运动神经（Ⅲ 动眼神经、Ⅳ 滑车神经、Ⅵ 展神经、Ⅺ 副神经、Ⅻ 舌下神经）和混合神经（Ⅴ 三叉神经、Ⅶ 面神经、Ⅸ 舌咽神经、Ⅹ 迷走神经）。本节主要介绍与口腔颌面部密切相关的面神经和三叉神经。

一、面神经

　　面神经为混合性神经，主要是运动神经，伴有味觉和分泌神经纤维。面神经经茎乳孔出颅后，进入腮腺实质内分为 5 支，从上而下依次为颞支、颧支、颊支、下颌缘支和颈支，支配面部表情肌的活动。面神经损伤后具体临床表现见表 1 - 2 - 1。

表 1 - 2 - 1　面神经各分支损伤及表现

面神经分支	损伤后表现
颞支	同侧额纹消失
颧支	眼睑不能闭合
颊支	鼻唇沟变浅或消失、鼓腮无力、上唇运动力减弱或偏斜，以及食物积存于颊龈沟等
下颌缘支	患侧口角下垂及流涎
颈支	颈部皮纹消失，影响口角的微笑活动

二、三叉神经

三叉神经是最大的一对脑神经，属混合性神经，主要支配颌面部的感觉和咀嚼肌的运动。自三叉神经节分出 3 支，即眼神经、上颌神经和下颌神经，三者感觉纤维在面部的分布约以睑裂、口裂为分界。临床上常见的三叉神经痛多发生于中老年人，指在三叉神经分布区域出现阵发性、针刺样、电击样剧烈疼痛，历时数秒至数分钟，疼痛呈周期性发作，间歇期无症状，任何刺激口腔和面部的扳机点可引起疼痛，临床常用方法包括药物治疗、物理疗法、外科手术等。

第五节　涎腺

涎腺又称唾液腺，由三对大唾液腺和许多分布于口腔、咽部、鼻腔及上颌窦黏膜下的小唾液腺组成。其中大唾液腺包括腮腺、下颌下腺以及舌下腺，其分泌的唾液通过各自的导管系统排入口腔。

下颌下腺管行程长而弯曲，唾液在管内运行较慢，导管开口较大、位置低，口腔内的牙垢和异物容易进入管内成为钙盐沉积的核心，进而产生结石，这就是唾液腺结石容易发生在下颌下腺管的原因。舌下腺管多而细小，容易因炎症、结石、损伤等因素引起缩窄、阻塞及分泌物外渗，形成舌下腺囊肿。

第三章　口腔局部解剖学基础

口腔是消化道的始端，由唇、颊、舌、腭、口底等器官所组成，具有摄食、吸吮、吞咽、咀嚼、语言及辅助呼吸等生理功能。了解口腔局部解剖知识及生理特征，可为口腔护理实践的顺利进行奠定理论基础。

第一节　唇

唇上界为鼻底，下界为颏唇沟，两侧以唇面沟为界。唇的中部有横行的口裂，将唇分为上唇及下唇两部分。上、下唇解剖标志包括人中、人中点（人中切迹）、人中嵴、红唇缘、唇珠、唇峰、口角、红唇。人中的上 1/3 交点为人中穴，是一急救穴位。唇的主要作用是感知温度和触觉、协助摄食和转运食物、防止食物从口中溢出。唇裂是口腔颌面部最常见的先天性畸形之一，常与腭裂伴发。唇裂患者以综合序列治疗为主，其中颌面外科手术是治疗唇裂最有效的手段。

第二节　颊

颊上界为颧骨下缘，下界为下颌骨下缘，前界为唇面沟，后界为咬肌前缘。大张口时，平对上、下颌后牙𬌗面间可见三角形隆起的颊垫，深面为颊脂垫所衬托，其颊垫尖指向后方，邻近翼下颌皱襞的前缘。颊垫尖高度约相当于下颌孔平面，是下牙槽神经阻滞麻醉的重要参考标志。

第三节　舌

舌上面拱起为舌背，下面为舌腹，两侧为舌缘。"Λ"形界沟将舌分为前2/3舌体和后1/3舌根。舌参与言语、味觉、吸吮、咀嚼及吞咽等重要功能活动。在全身麻醉、昏迷或意识丧失时，舌部诸肌均松弛，舌向后坠阻塞上呼吸道，存在窒息的风险。当舌后坠导致上呼吸道不完全性梗阻时，患者会发出强弱不等的鼾声；当舌后坠导致上呼吸道完全性梗阻时，鼾声反而消失，随之出现血氧饱和度进行性下降。舌后坠所致上呼吸道梗阻患者的救治关键是开放气道。

第四节　舌下区（口底）

舌下区位于舌、口底黏膜之下和下颌舌骨肌及舌骨舌肌之上的部分，舌下区前界及两侧为下颌体的内侧面，后界止于舌根。舌腹黏膜薄而平滑，正中有一黏膜皱襞与口底相连，称为舌系带。舌系带两侧的口底黏膜上各有一小突起，称舌下阜，为下颌下腺管及舌下腺大管的共同开口。舌下阜两侧各有一条向后外斜行的舌下襞，为舌下腺小管的开口部位，也是下颌下腺管的表面标志。下颌骨与舌及舌骨间有多组肌群，其行走交错，在肌与肌之间，肌与下颌骨间充满着疏松结缔组织及淋巴结，使口底各间隙间相互连通，易发生口底多间隙感染。

口底多间隙感染是颌面部最严重、治疗最困难的感染之一，一般指双侧下颌下、舌下及颏下间隙同时受累。病情进展过程中，口底黏膜出现水肿，舌体被挤压抬高，舌尖可推至上、下颌前牙之间，如肿胀向舌根发展，患者可出现呼吸困难，甚至出现窒息风险。同时，此类患者全身症状常很严重，表现为脉搏频弱、血压下降、甚至休克。口底多间隙感染的患者在做好呼吸道管理基础上，早期积极使用抗菌药物、早期紧急行广泛切开引流，并积极进行全身支持治疗。

第五节 腭

腭位于口腔顶部，分隔鼻腔和口腔，包括前 2/3 的硬腭和后 1/3 的软腭两部分。硬腭呈穹窿状，有牙弓围绕。两侧中切牙腭侧黏膜隆起称为切牙乳头，是鼻腭神经局部麻醉的表面标志。硬腭后缘前方约 0.5cm 处，上颌第三磨牙腭侧，约相当于腭中缝至龈缘之外中 1/3 交界处，肉眼观察此处黏膜稍显凹陷，其深面为腭大孔，此黏膜凹陷即为腭大孔腭前神经麻醉的表面标志。软腭呈曼锤状，附着于硬腭后缘并向后延伸。腭参与吞咽、发音、言语及咀嚼等活动。

腭裂可单独发生，也可与唇裂伴发。腭裂不仅有软组织缺损畸形，也可能伴有不同程度的骨组织缺损。腭裂患者因腭部缺损，口腔与鼻腔直接相通，造成吸吮、吞咽、咀嚼、语音等功能障碍，尤其以吸吮功能和语音功能障碍最为突出。腭裂患者提倡个性化序列治疗。

第六节　咽、喉

咽、喉虽不属于口腔的范围，但与口腔临床关系密切。

一、咽

咽为上宽下窄、前后稍扁略呈漏斗形的肌性管道，上起颅底，下至第六颈椎平面，于环状软骨下缘续接食管。咽腔是呼吸道和消化道上端的共同通道，是连接口腔到食管、鼻腔到喉腔的相交叉部分。根据咽腔前方的毗邻，以软腭平面、会厌上缘为界，自上而下可分为鼻咽、口咽和喉咽三部分。咽行使吞咽和呼吸功能，参与共鸣和语言形成，调节中耳压力，具有保护和防御机体的能力。

二、喉

喉上通喉咽，下连气管，位于颈前正中，舌骨之下，上端为会厌上缘，下端为环状软骨下缘。成人喉的位置相当于第3~5颈椎平面，女性及儿童喉的位置较男性稍高。喉以软骨为支架，由关节、肌肉和韧带组成，内衬以黏膜。喉具有呼吸、发音、屏气、吞咽及保护下呼吸道等重要功能。

喉痉挛是麻醉的严重并发症之一，主要是由于喉部局部或全身性的刺激作用，支配喉部的迷走神经张力增高，引起喉内肌群强烈收缩，导致真声带或真、假声带反射性关闭所致的急性上呼吸道梗阻。临床表现为吸气性呼吸困难，可伴有高调的吸气性哮鸣音。其处理原则以预防为主，及时去除诱因，积极行氧疗和通气支持治疗，遵医嘱用药，必要时建立人工气道。

第四章 牙体解剖学基础

第一节 牙的组成

一、牙体外部形态、好发疾病及处理方法

从牙体外部观察，牙由牙冠、牙根和牙颈三部分组成。

（一）牙冠

1. 定义 牙体外层被牙釉质覆盖的部分称为牙冠。前牙主要与切割食物以及美观、发音有关；后牙是发挥咀嚼功能的主要部分。牙冠的外表形态包括唇（颊）面、舌（腭）面、近中面、远中面和咬合面5个面，还有窝、沟、点隙等标志。

2. 好发疾病及处理方法

（1）龋病 是指牙体硬组织发生颜色、形态及质地的变化。根据窝洞的深浅度可分为浅龋、中龋和深龋。可分别采用非手术治疗、充填、盖髓或根管治疗等方法进行治疗。

（2）牙酸蚀症 是指因长期接触酸或酸酐造成牙体硬组织丧失的疾病。牙体硬组织出现渐进性、均匀的实质缺损，可伴牙齿敏感症。可采用直接粘接修复、间接修复体修复或修复体覆盖修复等方法

进行治疗。

（3）牙隐裂　是指发生在牙冠表面的、不易被发现的细小裂纹。可有激发痛、咬合痛、自发痛等症状。以第一磨牙好发，疼痛程度与裂缝的深度有关。

隐裂牙主要以预防和动态观察为主要处理方式。可嘱患者改变偏侧咀嚼习惯，定期对咬合进行调改，疼痛进行性加剧时及时复诊。

（4）磨损　是指正常的咀嚼运动之外，高强度、反复的机械摩擦造成的牙体硬组织的渐进性丧失。磨损以牙体硬组织进行性丧失为临床特征，患者多以牙本质敏感前来就诊。

磨损的处理方法以去除诱因为主，包括改变不良的咬合习惯、改善刷牙方法、调磨咬合、处理牙本质过敏、物理治疗和心理干预等。

（5）牙外伤　包括牙周膜的损伤、牙体硬组织的损伤、牙脱位和牙折等。具体见表1-4-1。

表1-4-1　牙外伤的分类、定义和处理方法

	分类	损伤特点	处理方法
牙外伤	牙震荡	牙周膜的轻度损伤，通常不伴牙体组织的缺损	①牙震荡后1~2周内：固定松动患牙，避免患牙受力②遵医嘱定期复查
	牙脱位	牙受外力作用而脱离牙槽窝，包括部分牙脱位和完全牙脱位	①部分牙脱位：在局麻下复位，定期复查②完全牙脱位：立即将牙放入原位，或盛放在有牛奶、生理盐水或自来水的杯子里尽快到医院就诊

	分类	损伤特点	处理方法
牙外伤	牙折	牙齿受到外力作用造成的牙齿折断，可分为根折、冠折和冠根联合折	①冠折：根据缺损大小，进行调磨、覆盖等 ②根折：夹板固定，促进其自然愈合 ③冠根联合折：可进行冠根联合治疗

（二）牙根

1. 定义　牙体被牙骨质覆盖的部分称为牙根，是牙体的支持部分，起稳固牙体的作用。牙根的尖端称为根尖，在每颗牙根尖处有供牙髓的神经血管通过的小孔，称为根尖孔。

牙根的形态与数目随牙齿功能的不同而有所差异，如切牙多为单根，而磨牙通常有 2～3 个牙根，并且有一定的分叉度，以增强牙根在颌骨内的稳固性。

2. 好发疾病及处理方法　牙根纵裂：指牙根发生纵行裂开。患者一般能指出患牙，可有冷热刺激痛、自发痛、咀嚼痛等，患牙可反复出现牙周脓肿。患者多为中老年人，牙位以前磨牙和磨牙多见。

牙根纵裂患牙的预后很差，通常须拔除患牙或截除患根，待牙槽骨稳定后，再行义齿、种植等修复，恢复牙齿功能。

（三）牙颈

1. 定义　牙冠与牙根交界处形成的弧形曲线，称为牙颈，又称颈缘或颈线。

2. 好发疾病及处理方法　楔状缺损：指发生在牙齿唇、颊面颈部的慢性硬组织缺损。典型的缺损由两个夹面组成，口大底小，呈楔形。多发生在同一患者的多颗牙上，一般上颌牙重于下颌牙，口角附近的牙多于其他区域的牙。

楔状缺损可采用不处理、脱敏治疗、充填修复、处理牙髓感染或根尖周病、在根管治疗术完成后行桩核冠修复等处理方法。

二、牙的剖面形态、好发疾病及处理方法

从纵剖面观察，牙体从组织学上可以分为牙釉质、牙本质、牙骨质三种硬组织和一种软组织——牙髓。

（一）牙釉质

1. 定义　覆盖于牙冠表层的、半透明的白色硬组织为牙釉质，是高度钙化的最坚硬的牙体组织，也是全身矿化组织中最坚硬的组织。牙釉质中96%为无机盐，成分主要为磷酸钙和碳酸钙。

牙釉质的颜色与其矿化程度密切相关，矿化程度越高，牙釉质越透明，其深层牙本质的黄色易透出而使牙釉质呈淡黄色；而矿化程度越低，牙釉质透明度越差，呈现乳白色。

2. 好发疾病及处理方法

（1）牙釉质发育不全　轻症牙釉质发育不全时，牙釉质仅有色泽和透明度的改变，呈白垩色，一般无自觉症状；重症牙釉质发育不全时，牙面有实质性缺损，即在牙釉质表面出现带状或窝状的棕色凹陷。

牙釉质发育不全的患者要注意口腔卫生维护、减轻牙敏感症状及防治磨耗和继发龋损等。

（2）着色牙　包括内源性着色牙和外源性着色牙。内源性着色牙主要包括氟牙症和四环素牙。见表1-4-2。

表1-4-2　着色牙的分类、临床表现及处理方法

	分类	临床表现	处理方法
着色牙	氟牙症	又称氟斑牙或斑釉，在同一时期萌出牙的牙釉质上有白垩色到褐色的斑块，严重者还升发牙釉质的实质缺损。多见于恒牙	①无实质性缺损的氟牙症，前牙可采用脱色法，后牙可不处理②有实质性缺损的氟牙症，可采用复合树脂粘接修复、贴面、全冠修复等方法处理
	四环素牙	①轻度：整个牙面呈现黄色或灰色，且分布均匀，没有带状着色②中度：呈棕黄色至黑灰色③重度：表面可见明显的带状着色，颜色呈黄-灰色或黑色④极重度：牙表面着色深，严重者可呈灰褐色	可通过光固化复合树脂修复、瓷冠修复、贴面或漂白（极重度四环素着色无效）等方法进行治疗

（二）牙骨质

1. 定义　覆盖于牙根表面的矿化硬组织即为牙骨质，呈淡黄色，比牙本质颜色略深，含有50%无机盐，其硬度低于牙本质，营养来源于牙周膜，借以牙周膜纤维与牙槽骨紧密连接并固定牙根。

2. 好发疾病及处理方法　根面龋：发生在根部牙骨质的龋病损害，常发生在牙根的颊面和舌面。

这种类型的龋病损害主要发生于牙龈退缩、根面外露的牙，常见于中老年人。在 50 ~ 59 岁年龄组中，60% 以上的受检者有根面龋损。

根面龋的处理同牙冠龋坏。

（三）牙本质

1. 定义　构成牙主体的硬组织是牙本质，呈淡黄色，其冠部表面为牙釉质覆盖，而根部表面由牙骨质覆盖，主要功能是保护其内部的牙髓和支持其表面的牙釉质及牙骨质。牙本质中 70% 为无机盐，30% 为有机物，硬度比牙釉质低，比骨组织高。由牙本质围成的腔隙称为髓腔，内充满牙髓组织。

2. 好发疾病及处理方法　牙本质敏感症：指牙齿受外界刺激，出现短暂、尖锐的疼痛或不适的现象。主要表现为刺激痛，以机械刺激（摩擦如刷牙或进食硬韧食物）引发的症状最为显著，其次是化学（酸、甜）和温度（冷、热）刺激。症状随着刺激的来临和离去而迅速出现和消失。

牙本质暴露患者可用药物脱敏、激光、充填修复以及治疗相关的疾病如牙周组织疾病、咬合创伤等方法进行处理。

（四）牙髓

1. 定义　充满在髓腔中的疏松结缔组织是牙髓，内含血管、神经和淋巴，通过根尖孔与根尖部牙周组织相连通。其主要功能是形成牙本质，同时具有营养、感觉、防御、修复功能。

2. 好发疾病及处理方法　牙髓病：是由微生物

感染所致，根据临床表现和治疗预后，牙髓病分为以下 5 种：可复性牙髓炎、不可复性牙髓炎、牙髓坏死、牙髓钙化和牙内吸收。具体见表 1-4-3。

表 1-4-3　牙髓病的分类、临床表现及处理方法

	分类	临床表现（症状）	处理方法
牙髓病	可复性牙髓炎	患牙受到冷、热温度刺激或甜、酸化学刺激时，立即出现瞬间的疼痛反应，尤其对冷刺激更敏感，去除刺激后疼痛即消失，没有自发性疼痛	缓解疼痛并去除感染物，控制患牙的急性症状后，再进行全面的检查和治疗。治疗程序如下：①控制急性牙髓疼痛②完成主诉患牙的牙髓治疗③拔除无保留价值的患牙④治疗其他牙髓病患牙，再处理根管治疗失败的患牙⑤治疗其他牙体硬组织疾病的患牙⑥开展牙周治疗⑦进行修复治疗
	不可复性牙髓炎（包括急性牙髓炎、慢性牙髓炎、残髓炎、逆行性牙髓炎）	①急性牙髓炎（包括慢性牙髓炎急性发作）：表现为自发性阵发性疼痛、夜间痛、温度刺激加剧疼痛、疼痛不能自行定位②慢性牙髓炎：临床最常见，一般不发生剧烈的自发性疼痛，可出现不明显的阵发性隐痛或每日出现定时钝痛③残髓炎：表现为自发性钝痛、放射性痛、温度刺激痛④逆行性牙髓炎：可有典型急性牙髓炎的症状，也可呈现慢性牙髓炎的表现，患者可有口臭、牙松动、咬合无力或咬合疼痛等不适	
	牙髓坏死	患牙一般没有自觉症状，以牙冠变色为主诉前来就诊	
	牙髓钙化	一般不引起临床症状，个别出现与体位有关的自发痛，沿三叉神经分布区放散，与温度刺激无关	
	牙内吸收	一般无自觉症状，少数病例可出现自发性疼痛、放散痛和温度刺激痛等牙髓炎症状	

第二节 牙的分类及功能

一、牙的分类

牙的分类方法包括两种：一是根据牙在口腔内的存在时间来分类；另一种是根据牙形态特点和功能特性来分类。

（一）根据牙在口腔内存在时间分类

根据牙在口腔内存在时间是暂时还是永久的，分为乳牙和恒牙。

1. 乳牙 婴儿出生后6个月左右乳牙开始萌出，至2岁半左右20颗乳牙全部萌出。自6~7岁起乳牙开始逐渐脱落，至12~13岁最终为恒牙所代替。

乳牙在口腔内的时间，最短者5~6年，长者可达10年左右。乳牙在口腔内存留阶段为儿童生长发育的快速期，保护乳牙对于保障儿童消化和促进营养的吸收，刺激其颌面部正常生长发育，引导恒牙正常萌出极为重要。

2. 恒牙 恒牙自6岁左右开始萌出和替换，是继乳牙脱落后的第二副牙，如因疾患或意外损伤脱落后人体不会再萌出牙齿。正常情况下，全口恒牙完全萌出后共32颗。近现代人第三磨牙有退化趋势，故恒牙数在28~32之间也属正常。

（二）根据牙形态特点和功能特性分类

食物进入口腔后，需经牙齿行使切割、撕裂、捣碎和磨细等咀嚼功能后方可将食物变成食团，进而吞咽。根据这些咀嚼功能特性将恒牙分为切牙（共 8 颗）、尖牙（共 4 颗）、前磨牙（共 8 颗）和磨牙（共 12 颗）四类，详见表 1 - 4 - 4。乳牙分为乳切牙（共 8 颗）、乳尖牙（共 4 颗）和乳磨牙（共 8 颗）三类。

表 1 - 4 - 4　恒牙的形态特点和功能特性

名称	口内位置	牙齿数量及命名	牙冠形状	牙根数量	主要功能
切牙	口腔前部	上、下、左、右共 8 颗，包括上颌中切牙、侧切牙和下颌中切牙、侧切牙	牙冠简单，唇舌面呈梯形，邻面呈楔形，切端薄	多为单根	切割食物
尖牙	口角处	上、下、左、右共 4 颗，包括上颌尖牙和下颌尖牙	牙冠较厚，唇舌面呈五边形，邻面呈楔形，切端有一长大的牙尖	多为单根	穿刺和撕裂食物
前磨牙	尖牙与磨牙之间	上、下、左、右共 8 颗，包括上颌第一、第二前磨牙和下颌第一、第二前磨牙	牙冠约呈立方体形，颊舌面呈五边形，邻面呈四边形，咬合面有二尖（下颌第二前磨牙可能有三尖型）	可分叉，以利于的稳固	协助尖牙撕裂食物，并具有捣碎食物的作用
磨牙	前磨牙远中	上、下、左、右共 12 颗，包括上颌第一、第二、第三磨牙和下颌第一、第二、第三磨牙	牙冠体积大，约呈立方体形，颊舌面呈梯形，邻面呈四边形，咬合面大，有 4~5 个牙尖	为多根，可有 2 ~ 3 个根	磨细食物

临床上，通常以口角为界把牙分为前牙和后牙，前牙包括切牙和尖牙，后牙包括前磨牙和磨牙。

二、牙的功能

人类的牙齿不仅是直接行使咀嚼功能的器官，而且在辅助发音、言语以及保持面部形态协调美观等方面均具有重要作用。

（一）咀嚼功能

牙是咀嚼器官之一，是行使咀嚼功能的直接工具。食物进入口腔后，经过切牙的切割、尖牙的撕裂、前磨牙和磨牙的捣碎、磨细等一系列机械加工，同时与唾液混合，形成食团，便于吞咽。牙在行使咀嚼功能时，可刺激颌面部正常生长发育，增进牙周组织的健康，同时，咀嚼运动可反射性促进胃肠蠕动，刺激胆、胰等器官分泌消化液，增进消化功能。

（二）辅助发音和言语功能

牙与唇、舌等器官均参与了发音和言语。牙在牙列中排列的位置以及牙与舌、唇之间的关系，对言语的清晰程度与发音的准确性有着重要的影响。如前牙缺失时，舌齿音、唇齿音、齿音等的发音均受很大影响。

（三）保持面部形态协调美观

牙按照一定的规律生长在牙槽窝内，形成弧形排列的上、下颌牙弓，牙弓内牙相互支持，紧密连接成整体。牙、牙弓和上下颌牙的咬合关系正常可使唇颊部丰满，颊面部形态正常，表情自然。若牙齿缺失或牙弓及咬合关系异常，面形也会受到影响。

第三节　临床牙位记录法

在临床工作中，为了便于描述牙的名称及部位，常以一定的符号来记录牙位。目前最常用的牙位记录方法有如下四种。

一、国际牙科联合会系统

（一）牙弓分区

国际牙科联合会系统（FDI）采用两位数记录牙位，十位数表示牙所在的区域象限以及明确是乳牙或恒牙，如1、2、3、4表示恒牙牙弓分区；5、6、7、8表示乳牙牙弓分区。"1"表示恒牙右上区，"2"表示恒牙左上区，"3"表示恒牙左下区，"4"表示恒牙右下区；"5"表示乳牙右上区，"6"表示乳牙左上区，"7"表示乳牙左下区，"8"表示乳牙右下区。个位数"X"表示牙的排列顺序，愈近中线牙数字愈小。

（二）牙位记录

1. 恒牙的临床牙位记录

上

右　18 17 16 15 14 13 12 11 | 21 22 23 24 25 26 27 28　左
48 47 46 45 44 43 42 41 | 31 32 33 34 35 36 37 38

下

24

例如：16 牙代表右上颌第一磨牙。

2. 乳牙的临床牙位记录

上

右 $\dfrac{55\ 54\ 53\ 52\ 51 \mid 61\ 62\ 63\ 64\ 65}{85\ 84\ 83\ 82\ 81 \mid 71\ 72\ 73\ 74\ 75}$ 左

下

例如：55 牙代表右上颌第二乳磨牙。

二、部位记录法

（一）牙弓分区

部位记录法为目前我国常用的临床牙位记录法，采用该法记录牙位时首先要将牙弓进行分区，以"十"符号将上、下牙弓分为四个区，垂线代表中线以区分左右；水平线表示 HE 面以区分上下。"⌐"表示患者的右上区，称为 A 区；"∟"表示患者的左上区，称为 B 区；"⌐"表示患者的右下区，称为 C 区；"⌐"表示患者的左下区，称为 D 区。因此，上下颌牙弓区分为 $\dfrac{A\mid B}{C\mid D}$ 四区。

（二）牙位记录

1. 恒牙的临床牙位记录　用阿拉伯数字 1～8 分别代表恒牙的中切牙至第三磨牙，牙位越靠近中线，数字越小，如中切牙为 1；牙位越远离中线，数字越大，如第三磨牙为 8，恒牙的临床牙位记录如下：

$$上$$

右	8 7 6 5 4 3 2 1		1 2 3 4 5 6 7 8	
	8 7 6 5 4 3 2 1		1 2 3 4 5 6 7 8	左

$$下$$

第三磨牙 第二磨牙 第一磨牙 第二前磨牙 第一前磨牙 尖牙 侧切牙 中切牙

例如：6⌐ 代表右上颌第一磨牙。

2. 乳牙的临床牙位记录 采用罗马数字 Ⅰ~Ⅴ 分别代表乳中切牙至第二乳磨牙，记录如下：

$$上$$

右	Ⅴ Ⅳ Ⅲ Ⅱ Ⅰ		Ⅰ Ⅱ Ⅲ Ⅳ Ⅴ	
	Ⅴ Ⅳ Ⅲ Ⅱ Ⅰ		Ⅰ Ⅱ Ⅲ Ⅳ Ⅴ	左

$$下$$

第二乳磨牙 第一乳磨牙 乳尖牙 乳侧切牙 乳中切牙

例如：Ⅴ⌐ 代表右上颌第二乳磨牙。

三、Palmer 记录系统

（一）牙弓分区

Palmer 记录系统也需将牙弓进行分区，分区方法与部位记录法的牙弓分区一致。恒牙记录方法与部位记录法一样，用阿拉伯数字 1~8 表示；而乳牙则用英文字母 A~E 表示。

（二）牙位记录

1. 恒牙的临床牙位记录 用阿拉伯数字 1~8

分别代表恒牙的中切牙至第三磨牙，恒牙的临床牙位记录如下：

上

右	8 7 6 5 4 3 2 1	1 2 3 4 5 6 7 8	左
	8 7 6 5 4 3 2 1	1 2 3 4 5 6 7 8	

第三磨牙 第二磨牙 第一磨牙 第二前磨牙 第一前磨牙 尖牙 侧切牙 中切牙

下

例如：$\dfrac{6|}{}$ 代表右上颌第一磨牙。

2. **乳牙的临床牙位记录**　采用英文字母 A ~ E 分别代表乳牙的中切牙至第二乳磨牙，记录如下：

上

右	E D C B A	A B C D E	左
	E D C B A	A B C D E	

第二乳磨牙 第一乳磨牙 乳尖牙 侧切下 乳中切牙

下

例如：$\dfrac{E|}{}$ 代表右上颌第二乳磨牙。

四、通用编号系统

采用通用编号系统记录牙位时，每颗牙均有其固定的编号。

1. **恒牙的临床牙位记录**　采用阿拉伯数字 1 ~ 32 代表恒牙。右上颌第三磨牙起编为#1，上颌牙由右向左依次编号，右上颌中切牙编为#8，左上颌中

27

切牙编为#9，左上颌第三磨牙编为#16。下颌牙依次由左向右编号：左下颌第三磨牙编为#17，左下颌中切牙编为#24，右下颌中切牙编为#25，右下颌第三磨牙编为#32。按恒牙的位置记录如下：

上

右 $\dfrac{1\ \ 2\ \ 3\ \ 4\ \ 5\ \ 6\ \ 7\ \ 8}{32\ 31\ 30\ 29\ 28\ 27\ 26\ 25}\bigg|\dfrac{9\ 10\ 11\ 12\ 13\ 14\ 15\ 16}{24\ 23\ 22\ 21\ 20\ 19\ 18\ 17}$ 左

下

2. 乳牙的临床牙位记录　采用英文字母 A ~ T 代表乳牙。上颌乳牙由右向左依次编号，A 表示右上颌第二乳磨牙，J 表示左上颌第二乳磨牙，下颌乳牙依次由左向右编号，K 表示左下颌第二乳磨牙，T 表示右下颌第二乳磨牙。按乳牙的位置记录如下：

上

右 $\dfrac{A\ \ B\ \ C\ \ D\ \ E}{T\ \ S\ \ R\ \ Q\ \ P}\bigg|\dfrac{F\ \ G\ \ H\ \ I\ \ J}{O\ \ N\ \ M\ \ L\ \ K}$ 左

下

第五章　牙周组织解剖学基础

牙周组织由牙龈、牙周膜、牙骨质及牙槽骨共同组成，他们共同构成了一个功能系统，该系统可将牙齿牢固地附着于牙槽骨，承受咬合力，同时使口腔黏膜与牙体硬组织间呈一良好的封闭状态。了解牙周组织的应用解剖结构及其生理功能，可为开展牙周疾病临床护理实践奠定理论基础。

第一节　牙　龈

牙龈由游离龈、附着龈及龈乳头组成。牙龈出血是牙周病患者常见的主诉症状，多在刷牙或咬硬物时发生，偶可有自发性出血。

游离龈呈领圈状包绕牙颈部，宽约1mm，正常呈粉红色。游离龈与牙面之间形成的间隙称龈沟，临床健康的牙龈龈沟组织学深度平均约为1.8mm，正常探诊深度不超过3mm。牙龈炎症最初的临床表现为龈沟探诊出血和龈沟液量的增多。与游离龈相连续者为附着龈，呈粉红色、坚韧、不能移动。附着龈与骨面附着牢固，临床上一般认为附着龈是抵御感染，防止附着丧失的屏障。附着龈的丧失将使牙周组织对局部刺激的抵抗力减弱而易发生炎症或使局部的炎症加重。

龈乳头呈锥形充满于相邻两牙接触区根方的楔状隙中。其侧缘和顶缘由相邻牙的游离龈延续而成，中央部分为龈谷，由附着龈构成。龈乳头对局部刺激物抵抗较低，牙周病易始发于此。患慢性龈炎时，由于组织水肿，龈缘变厚，不再紧贴牙面，龈乳头变圆钝肥大。

患龈炎时游离龈和龈乳头呈鲜红色或暗红色。慢性龈炎是指主要位于游离龈和龈乳头的慢性炎症，是最常见的菌斑性牙龈病，该病患病率高且治愈后较易复发，部分患者也可发展成牙周炎。通过洁治术彻底清除牙菌斑、牙结石，消除造成菌斑滞留和局部刺激牙龈的因素，一周左右牙龈的炎症即可消退。该病治疗不复杂，疗效也较理想，但重要的是防止复发。

第二节　牙周膜

牙周膜，又称牙周韧带，是围绕牙根并连接牙根和牙槽骨的致密结缔组织，最重要的成分是胶原构成的主纤维。牙周膜的主纤维呈束状排列，从而将牙齿悬吊固定在牙槽窝内。

根据牙周膜主纤维束的位置和排列方向分为5组：牙槽嵴纤维、横纤维、斜纤维、根尖纤维及根间纤维。各组纤维的起源、走向等详见表 1 – 5 – 1。

表 1 - 5 - 1　　牙周膜主纤维束的位置走向及特点

名称	起源/位置	走向	功能/特点
牙槽嵴纤维	起自结合上皮根方牙骨质	斜行入牙槽嵴	可将牙向牙槽窝内牵引，对抗侧方力
横纤维	牙槽嵴纤维的根方	水平方向走行	可防止牙向任何方向倾斜
斜纤维	起于牙骨质	斜行入牙槽嵴	牙周韧带中数量最多、力量最强的一组纤维，它们可承受咀嚼压力
根尖纤维	位于根尖区	放射状入牙槽窝底部	固定根尖位置，保护进出根尖孔的血管和神经
根间纤维	存在于多根牙各根之间	放射状止于牙根分叉处的牙骨质	可固定根尖、保护进出根尖孔的血管和神经，可防止多根牙向冠方移动

第三节　牙骨质

牙骨质覆盖于牙根表面，硬度与骨相似，牙骨质在近牙颈部最薄，向根尖方向逐渐增厚。牙颈部的牙骨质与釉质交界处即为釉牙骨质界，其有三种形式：牙骨质覆盖釉质、牙骨质与釉质端端相接、牙骨质与釉质不相接。牙骨质与釉质不相接易使牙本质暴露，从而发生牙本质敏感。

牙骨质虽是牙体组织的一部分，但它仍具备使牙稳固于牙槽窝内、承受和传递力的生理功能，还参与牙周病变的发生和修复。

第四节 牙槽骨

牙槽骨是上下颌骨包围和支持牙根的部分。牙槽窝用以容纳牙根，牙槽窝内壁称为固有牙槽骨，牙槽窝在冠方的游离端称为牙槽嵴，两牙之间的牙槽骨部分称为牙槽间隔。牙槽骨是牙周组织中也是全身骨骼系统中代谢和改建最活跃的部分。生理情况下，牙槽骨的高度和密度保持平衡状态，当骨吸收超过形成时，即发生骨丧失，使牙槽骨高度和密度降低。牙槽骨吸收是牙周炎的另一个主要临床表现。由于牙槽骨吸收或其他牙周支持结构的破坏而使牙的动度超过了生理性波动的范围，即可出现病理性牙松动，牙松动常分为三度记录，见表1-5-2。

表1-5-2 牙松动分度

松动分度	松动范围
Ⅰ度松动	松动超过生理动度，幅度在1mm以内
Ⅱ度松动	松动幅度在1~2mm间
Ⅲ度松动	松动幅度在2mm以上

牙周炎的治疗目标应是彻底清除菌斑、牙结石等病原刺激物，消除牙龈的炎症，使牙周袋变浅和改善牙周附着水平，并争取适当的牙周组织再生。

第二篇

技 能 篇

第一章　概　述

　　口腔护理学将口腔医学与护理学有机地结合在一起，是研究维护与改善人类口腔健康的护理理论、操作技术及其发展规律的应用科学，具有较强的专科性及实践性。本篇对基础技能、专科技能及急救技能三方面进行详细讲解，旨在为口腔专科临床护理工作提供实践依据。

第二章　基础技能

第一节　磷酸锌水门汀调拌技术

一、适用范围（用途）

金属修复体、烤瓷冠修复体的粘接固位，正畸带环的粘接；龋洞衬层材料或高强度垫底材料；暂时或长期的充填修复材料和根管充填材料。

二、磷酸锌水门汀调拌技术操作流程（图2-2-1）

三、注意事项

（1）遵守无菌操作原则。固定玻板时，手指不能超过玻板1cm污染玻板，取用材料时不得跨越无菌区域。

（2）取粉前先将粉剂瓶摇松，液剂瓶宜充分排气后垂直滴出。使用量具正确取量。注意调拌方法、时间、质量。

（3）调拌时间控制在60秒，调拌时间过短会导致材料没有充分旋转混合，而调拌时间过长材料容易变干。

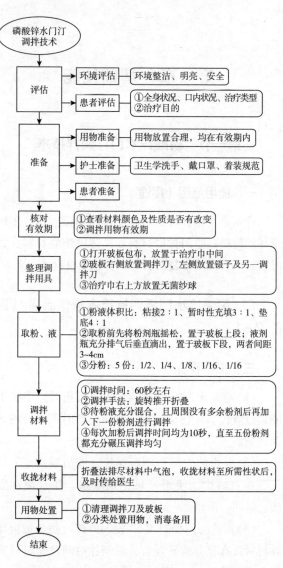

图 2-2-1 磷酸锌水门汀调拌技术

（4）在调拌的过程中，旋转碾磨需要达到 80 ~ 100 次/分钟。若旋转速度过慢，会影响材料的散热，最终影响成型材料调拌质量。

（5）当用于垫底或暂时性充填时，材料最终调至面团状；当用于粘接时，材料最终调成拉丝状。

第二节　玻璃离子水门汀调拌技术

一、适用范围（用途）

玻璃离子水门汀调拌技术是指将玻璃离子水门汀的粉与液，按一定比例规范均匀调拌，使其充分发生酸碱反应形成半透明状态的混合物的一项操作技术。用于修复体粘接固位，窝洞衬洞、垫底，充填修复治疗时的材料调拌。

二、玻璃离子水门汀调拌技术操作流程（图 2 -2 -2 ）

三、注意事项

（1）遵守无菌操作原则。调拌使用专用调拌纸和调拌刀。

（2）调拌手法熟练、有序，动作协调、敏捷。

（3）取粉前先轻拍瓶底松散粉剂，不要震荡和倒置。

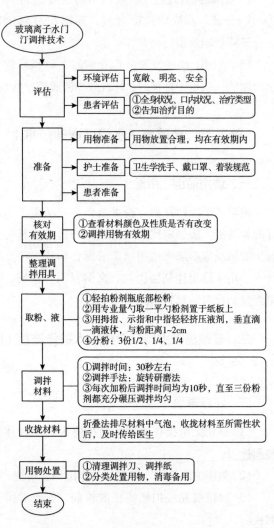

图 2 - 2 - 2　玻璃离子水门汀调拌技术

（4）调拌刀工作端前二分之一至三分之一紧贴调拌纸板，使调拌刀和调拌纸板充分接触，其角度不大于5度。

第三节　藻酸盐印模材料调拌技术

一、适用范围（用途）

藻酸钾（粉剂）印模材料调拌术是指将藻酸钾粉剂与清水按一定比例混合后调拌成一种不可逆的水溶胶样印模材料的操作技术。用于制取印模，适用于需要记录口腔各部分组织形态的操作。

二、藻酸盐印模材料调拌技术操作流程（图2-2-3）

三、注意事项

（1）按产品说明书要求进行水、粉取量。

（2）材料调拌时的适宜温度：22～25℃。可通过调节水温控制材料的最佳凝固时间。

（3）调拌器具保持清洁、干燥，材料取用后加盖密封存放以免材料潮解。

（4）制取完成的印模及时进行模型的灌注，防止印模中的水分丢失引起体积变化从而影响石膏模型的精确度。

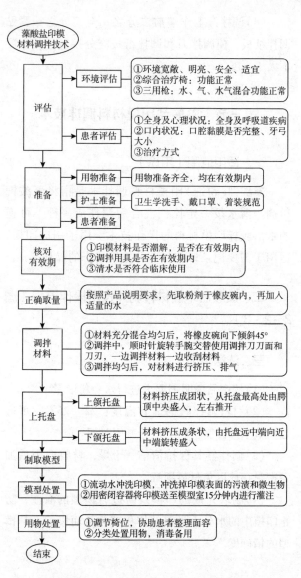

图 2 - 2 - 3　藻酸盐印模材料调拌技术

第四节　手混型硅橡胶印模
材料调拌技术

一、适用范围（用途）

硅橡胶是一种高分子弹性印模材料，由重体和轻体两部分组成。重体由油泥状的基质和催化剂两部分组成，具有弹性好、精确度高、体积变化小等特点。手混型硅橡胶印模材料调拌技术是采用规范的手法将重体的基质和催化剂进行充分混合，达到符合印模制取需要的性状的一项操作技术。适用于各类修复治疗的精细印模制取。

二、手混型硅橡胶印模材料调拌技术操作流程（图2-2-4）

三、注意事项

（1）为保证材料性能，避免油污和硫化物污染硅橡胶印模材料。在操作时需用清洁的裸手或戴厂家提供的手套来进行揉捏材料。

（2）用指腹揉捏材料，避免使用指尖或掌心，使材料在混合时受力均匀。

（3）材料均匀、细腻、无花斑纹才符合临床使用。

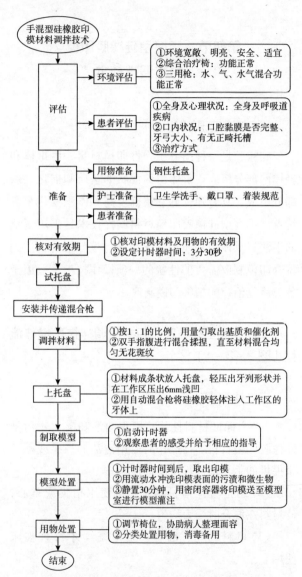

图 2 - 2 - 4　手混型硅橡胶印模材料调拌技术

（4）硅橡胶印模制取后需静置 30 分钟后再进行灌注。

第五节　石膏模型灌注术

一、适用范围（用途）

石膏模型灌注术是指将石膏和水按一定比例调和均匀后，按照一定的规范注入印模中，将印模灌注成石膏模型的操作技术。用于固定义齿、可摘局部义齿、全口义齿的工作模型，亦可用于研究模型的记存模型，记录口腔各部分组织形态及关系。

二、石膏模型灌注术操作流程（图2-2-5）

三、注意事项

（1）模型灌注前需用流动水冲洗印模表面并擦干，仔细观察印模与托盘是否有分离现象。

（2）调拌时先取水后加入石膏并静置 10 秒左右再进行调拌，调拌速度不宜过快，防止调拌过程中产生气泡。

（3）在操作中不要随意添加水或石膏，避免影响石膏强度。

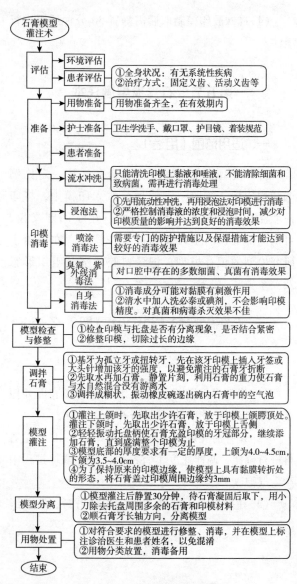

图 2 - 2 - 5　石膏模型灌注术

（4）藻酸盐印模材料制取的模型需 15 分钟内进行灌注，硅橡胶印模制取的模型需静置 30 分钟后再进行灌注。

第六节　牙周塞治剂调拌技术

一、适用范围（用途）

牙周塞治剂是口腔常用保护伤口的敷料，由粉剂和液剂调拌而成。调拌成形的材料具有良好的抗压强度和粘结性，材料覆盖于伤口上起到止血、消炎、镇痛、保护和预防感染的作用。

二、牙周塞治剂调拌技术操作流程（图 2 - 2 - 6 ）

三、注意事项

（1）遵守无菌操作原则。在操作过程中避免污染玻板，取用物时不得跨越操作区域。

（2）根据用途不同准确取量。用于止血的应调拌成较硬的材料，起到压迫止血作用；用于手术后创面保护的应调拌成较软的材料，避免过度压迫软组织或使龈瓣移位，不利于创口的愈合。

（3）材料调拌应匀速、适中。成形的材料凝固速度慢且黏性大，治疗效果好；反之，则材料粗糙，黏性差，易脱落，影响治疗效果。

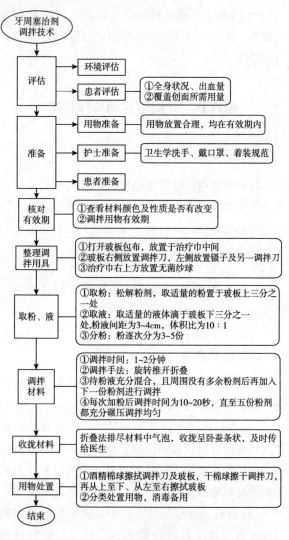

图 2-2-6　牙周塞治剂调拌技术

第三章　专科技能

第一节　口腔内科专科技术

一、牙髓活力测试技术的护理

（一）适用范围

龋病、近髓的非龋性疾病、牙髓疾病及根尖周疾病等各种牙体牙髓疾病，通过牙髓活力测试可了解及鉴别牙髓状态。

（二）牙髓活力测试技术及护理配合操作流程（图2－3－1）

（三）注意事项

（1）测试前向患者说明测试的目的，告知患者出现"麻刺感"时立即举左手示意。

（2）患者检查前使用止痛或麻醉药物、根尖尚未发育完全的年轻恒牙、牙髓过度钙化、三个月内受过外伤的患牙等情况，电测法可能出现假阴性。

（3）电测试时，应避免导电介质与牙周组织、金属修复体或未充分隔湿或干燥的牙体接触，否则可能出现假阳性。

（4）安装有心脏起搏器的患者应禁用牙髓电活力测试。

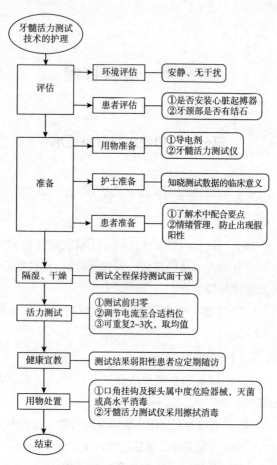

图 2 - 3 - 1　牙髓活力测试技术的护理流程

二、银汞合金充填术的护理

(一)适用范围

(1) I 类洞、II 类洞、后牙 V 类洞。

(2) 大面积牙体缺损配合附加固位钉的修复。

（3）冠修复前的牙体充填。

（二）银汞合金充填术及护理配合操作流程（图2-3-2）

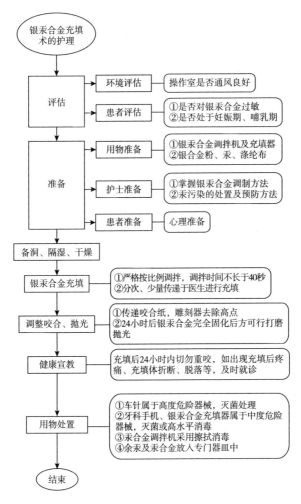

图2-3-2 银汞合金充填术的护理流程

（三）注意事项

（1）哺乳期妇女和对银汞合金过敏的患者禁用。

（2）调制银汞合金应在密闭情况下进行；使用时加强诊室通风。

（3）操作者勿用手直接接触汞，操作完成后，余汞和汞合金应妥善处理放置于专门的器皿中，避免汞污染和汞中毒情况发生。

三、盖髓术的护理

（一）适用范围

1. 间接盖髓术

（1）深龋或外伤冠折等因素导致近髓的患牙。

（2）牙髓活力正常、X线片显示根尖周组织健康的可复性牙髓炎。

（3）诊断性治疗，用于无明显自发痛，难以判断慢性牙髓炎或可复性牙髓炎时使用。

2. 直接盖髓术

（1）根尖孔尚未发育完全，因机械性或外伤性损伤导致露髓的年轻恒牙。

（2）根尖已完全发育，机械性或外伤性露髓，穿髓孔直径≤0.5mm的恒牙。

（3）露髓位置无出血或仅少量出血。

（二）盖髓术及护理配合操作流程（图2-3-3A、2-3-3B）

（三）注意事项

（1）严格执行无菌操作原则。

（2）及时吸唾，保持术野清晰。

（3）行健康宣教，告知患者定期复查，如观察期出现夜间痛、自发痛等症状立即就诊。

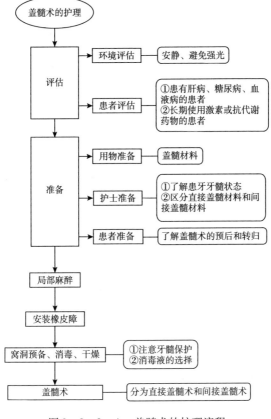

图 2-3-3-A　盖髓术的护理流程

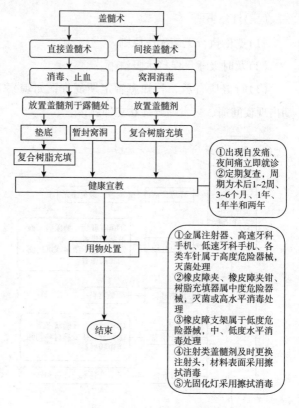

图 2 - 3 - 3 - B　盖髓术的护理

四、牙体直接修复术的护理

(一)适用范围

1. 复合树脂直接粘接修复术

(1) Ⅰ类 - Ⅵ类窝洞的修复。

(2) 冠修复前的牙体充填。

(3) 前牙形态或色泽异常时的美学修复,包括贴面、外形修整、牙间隙封闭等。

（4）大面积龋坏修复。

2. 玻璃离子充填术

（1）Ⅲ类、Ⅴ类等非受力区域窝洞修复。

（2）根面龋、乳牙窝洞修复。

（3）治疗观察期行暂时性充填。

（二）牙体直接修复术及护理配合操作流程
（图2－3－4－A、2－3－4－B）

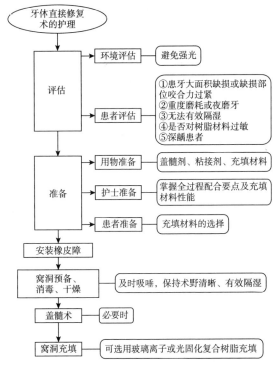

图2－3－4－A　牙体直接修复术的护理流程

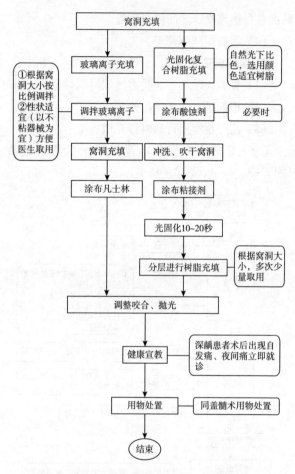

图 2 - 3 - 4 - B 牙体直接修复术的护理流程

(三)注意事项

(1)及时吸唾,保持术野清晰。

(2)严格隔湿,避免出现充填体脱落。

(3)使用光固化灯时注意保护患者眼睛。

（4）行健康宣教，告知行前牙美学修复和切角缺损修复的患者不能用患牙撕咬硬物。

（5）深龋患者行牙体直接修复术后如出现夜间痛、自发痛等症状应立即就诊。

五、显微根管治疗术的护理

（一）适用范围

（1）牙髓疾病：包括不可复性牙髓炎、牙髓坏死、牙内吸收等。

（2）根尖周病：急性及慢性根尖周炎。

（3）牙外伤：牙冠折断牙髓暴露或牙冠折断虽未露髓但需进行全冠或桩核冠修复者。

（4）移植牙或再植牙。

（5）因其他口腔治疗需摘除牙髓的患牙。

（6）根管口定位困难、根管异物、细窄、变异、钙化疏通、遗漏根管探查等。

（二）显微根管治疗术及护理配合操作流程（图 2 - 3 - 5 - A、2 - 3 - 5 - B）

（三）注意事项

（1）由于显微镜下视野受限，在治疗过程中应注意随时关注患者反应。

（2）患有严重的全身系统性疾病，无法耐受治疗过程的患者禁用。

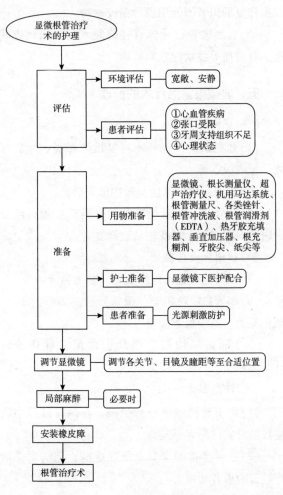

图 2-3-5-A 显微根管治疗术的护理流程

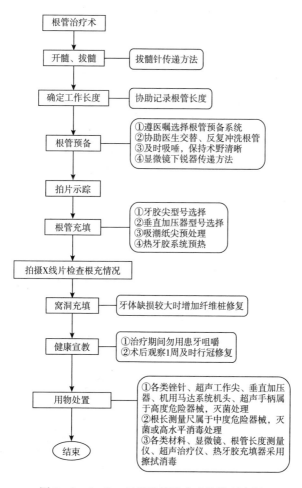

图 2 - 3 - 5 - B　显微根管治疗术的护理流程

六、牙漂白术的护理

（一）适用范围

（1）釉质完整无缺损的轻、中度氟牙症和四环素牙。

（2）变色、已行根管治疗的前牙。

（3）增龄性变色牙。

（4）外源性因素引起的色素沉积。

（二）牙漂白术及护理配合操作流程（图 2 - 3 - 6 - A、2 - 3 - 6 - B）

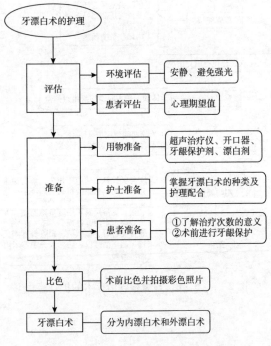

图 2 - 3 - 6 - A　牙漂白术的护理流程

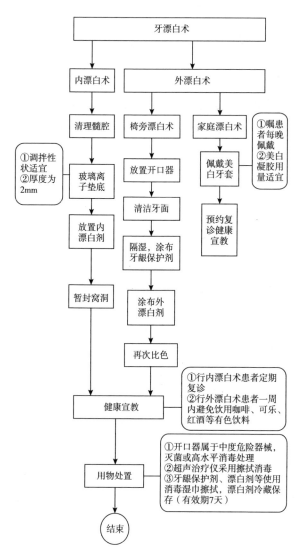

图 2 - 3 - 6 - B　牙漂白术的护理流程

（三）注意事项

（1）操作时应注意避免强氧化剂损伤牙周或根尖周组织。

（2）髓腔闭合不严时禁用，防止牙髓损伤。

（3）术后48小时不宜食用过冷或过热的食物，1周内忌饮咖啡、可乐、浓茶等具有染色效果的饮品。

七、显微根尖外科手术的护理

（一）适用范围

（1）各种原因导致的根管治疗或再治疗失败，病变不愈或症状未缓解患者。

（2）严重的根管解剖变异，根管治疗器械及材料无法到达根管工作长度。

（3）根尖部分有器械分离并伴有牙髓坏死，分离器械位于根尖孔外，根管超充、偏移、台阶等。

（4）探查性手术明确诊断。

（二）显微根尖外科手术及护理配合操作流程（图2-3-7-A、2-3-7-B）

（三）注意事项

（1）应注意无菌操作原则。

（2）术中严密观察患者病情。

（3）根尖病变组织需送病理检查。

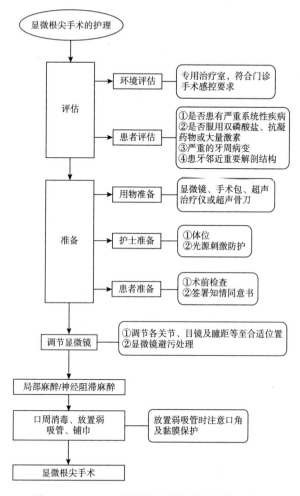

图 2 - 3 - 7 - A　显微根尖外科手术的护理流程

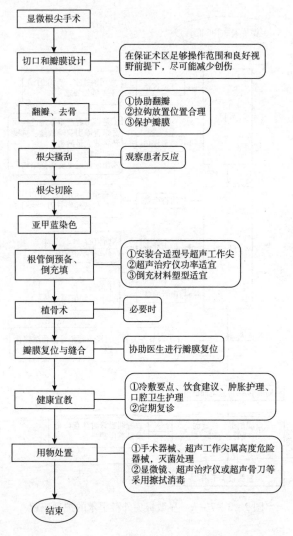

图 2 - 3 - 7 - B　显微根尖外科手术的护理流程

八、牙周病基础治疗术的护理

（一）适用范围

（1）各种龈炎、牙周炎。

（2）预防性治疗和健康保健。

（3）口腔内其他治疗前的准备。

（4）已做过龈上洁治术，仍能探及 ≥4mm 的牙周袋。

（二）牙周病基础治疗术及护理配合操作流程

（图 2 – 3 – 8 – A、2 – 3 – 8 – B）

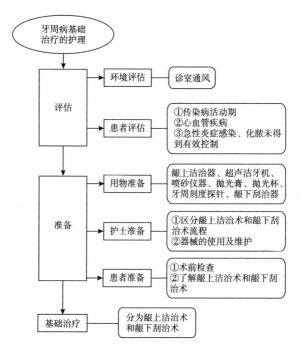

图 2 – 3 – 8 – A 牙周病基础治疗术的护理流程

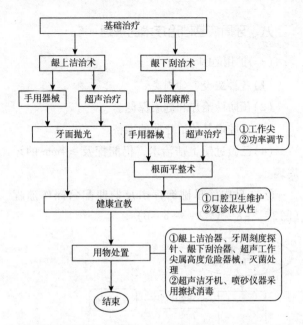

图 2 - 3 - 8 - B 牙周病基础治疗术的护理流程

（三）注意事项

（1）应特别注意活动性传染病患者、血液病患者、严重系统性疾病未控制者、急性坏死性龈炎患者。

（2）医护严格做好标准预防。

（3）特殊器械的维护。

九、牙周维护的护理

（一）适用范围

适用于每位牙周病患者。

（二）牙周维护及护理配合操作流程（图2-3-9）

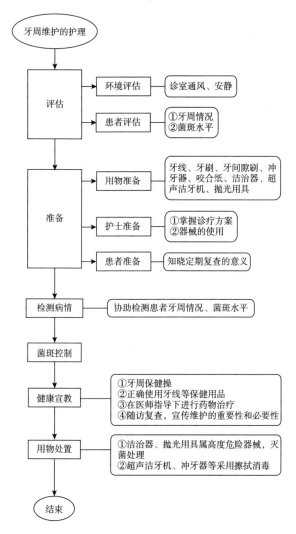

图2-3-9 牙周维护的护理流程

（三）注意事项

（1）行口腔卫生宣教，指导患者自我控制菌斑的方法，降低各种危险因素。

（2）注意患者是否对所用药物过敏或存在药物禁忌。

（3）妊娠期及哺乳期妇女谨慎进行药物治疗。

（4）根据病情和患者自我口腔保健情况确定复查间隔期，提高患者依从性。

十、牙周病手术治疗的护理

（一）适用范围

（1）基础治疗后，仍有深牙周袋和慢性炎症。

（2）需行牙槽骨修整或植骨者。

（3）根分叉病变，需截根者。

（4）涉及附着龈的重度牙龈增生。

（5）引导性牙周组织再生术者。

（二）牙周病手术治疗及护理配合操作流程（图 2 - 3 - 10 - A、2 - 3 - 10 - B）

（三）注意事项

（1）严格执行无菌操作。

（2）术中严密观察患者病情。

（3）健康宣教。

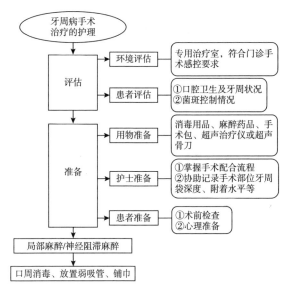

图 2 - 3 - 10 - A 牙周病手术治疗的护理流程

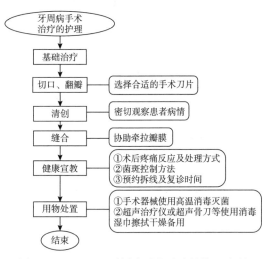

图 2 - 3 - 10 - B 牙周病手术治疗的护理流程

十一、种植体周洁治术的护理

（一）适用范围

（1）种植修复体上有沉积的菌斑、牙石。

（2）种植体周黏膜炎。

（3）种植体周炎的初步治疗。

（4）种植体周的维护治疗。

（二）种植体周洁治术的护理流程（图2-3-11）

（三）注意事项

（1）种植体周洁治不能使用普通洁牙器械，需准备种植体专业洁治器械，如碳纤维工作尖、树脂工作尖或钛刮治器等。

（2）洁治过程中注意观察患者反应，若患者出现不适等特殊情况，及时报告医生进行处理。

（3）碳纤维工作尖等洁治器械容易折断，使用、清洗及消毒过程中应注意保护，以防损坏。

（4）洁治后定期回访患者。

十二、种植体周再生性手术的护理

（一）适用范围

（1）种植体周炎的骨吸收程度小于种植体长度的1/2。

（2）种植体周炎的骨吸收为骨下袋的区域。

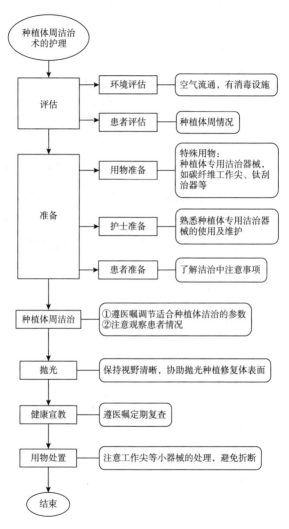

图 2-3-11　种植体周洁治术的护理流程

（二）种植体周再生性手术的护理流程（图3-1-12）

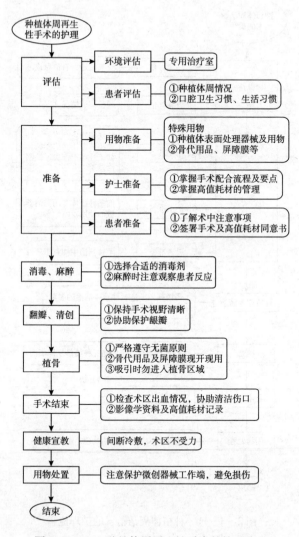

图2-3-12　种植体周再生性手术的护理流程

（三）注意事项

（1）严格遵守无菌技术操作原则。

（2）植骨时勿吸引植骨区域，避免吸走骨代用品。

（3）手术过程中注意观察患者情况，若患者出现不适等特殊情况，及时报告医生进行处理。

（4）注意小器械的使用，防止误吞误吸。

（5）进行口腔卫生习惯及生活习惯的再指导，如指导患者戒烟等。

十三、口腔黏膜自体荧光检测技术的护理

（一）适用范围

（1）用于口腔黏膜潜在恶性病损癌变、癌性病损的初筛。

（2）辅助确认口腔黏膜潜在恶性病损组织学检查位点和高危病损范围。

（3）口腔黏膜潜在恶性病损的无创动态监测。

（二）口腔黏膜自体荧光检测技术的护理流程（图2-3-13）

（三）注意事项

（1）光敏感史者或近期使用了光敏药物者禁止进行该项检查，操作前注意仔细询问患者情况。

（2）操作前，注意检查仪器电池电量，以免影响检查过程，检查中手持件无电时可直接采用外接电源模式继续检查。

（3）采集荧光图像时即荧光成像阶段，应关闭椅位光源、闪光灯等外部光源，并调暗或关闭检查

室内灯光，拉上窗帘，避免对荧光成像过程造成影响。

（4）操作时，蓝光不要照射到眼睛，检查者与被检查者均需佩戴遮光护目镜。

（5）自体荧光检测仪的手持件为精密仪器，注意轻拿轻放。

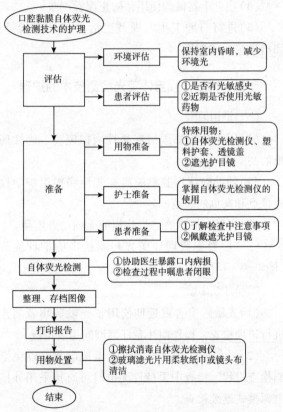

图2-3-13 口腔黏膜自体荧光检测技术的护理流程

十四、口腔黏膜雾化操作技术

(一)适用范围

(1)口腔黏膜广泛糜烂或溃疡。

(2)口腔内手术创口。

(二)口腔黏膜雾化操作技术流程(图2-3-14)

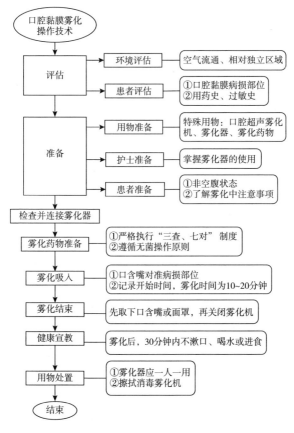

图2-3-14　口腔黏膜雾化操作技术流程

（三）注意事项

（1）根据病损部位选择合适的雾化器，口内病损选择口含嘴式，唇部病损选择面罩式。

（2）操作过程中注意查对，保障用药安全。

（3）患者开始雾化吸入前，确认所有部件连接正确且紧密。

（4）对神智不清或儿童等配合欠佳的患者，雾化治疗过程中需护士全程看护。

（5）注意观察病情，患者若有不适，及时终止雾化吸入治疗。

十五、口腔黏膜湿敷操作技术

（一）适用范围

1. 上、下唇唇红部的糜烂、结痂损害。

2. 口腔内黏膜的充血糜烂损害。

（二）口腔黏膜湿敷操作技术流程（图2－3－15）

（三）注意事项

（1）无菌纱布需修剪成与病损范围大小相似。

（2）无菌纱布从湿敷剂中取出时，适度挤干，尽量使其湿润度恰到好处，过干影响湿敷治疗效果，过湿则会导致湿敷剂漫流。

（3）湿敷过程中密切观察患者湿敷部位的反应，如出现痒痛、水疱等过敏反应，立即停止湿敷，报告医师，配合处理。

（4）唇红部湿敷时切勿让覆盖纱布干燥，更不可在纱布干粘于病损时强行撕脱，痂皮浮起后不能用手剥脱。

（5）口腔黏膜湿敷时纱布不能留在口内过夜，以防咽下。

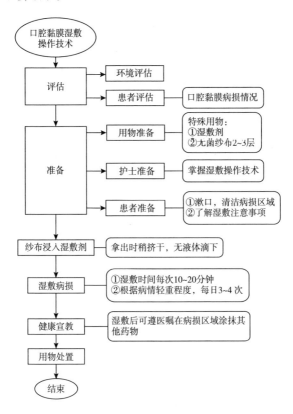

图2-3-15 口腔黏膜湿敷操作技术流程

第二节 口腔外科专科技术

一、牙拔除术

(一)适用范围

由于牙体牙髓破坏严重、根尖周病变、牙周病变、牙外伤等因素引起的无法保留的牙；影响口腔正常功能的错位牙、额外牙、埋伏牙、阻生牙等；正畸减数及其他治疗需要拔除的牙。

(二)牙拔除术的护理配合操作流程(图2-3-16)

(三)注意事项

1. 操作前

(1) 严格执行三方核查制度，特别是对牙位的核查。

(2) 保证拔牙器械(特别是高速涡轮机)处于备用状态。

(3) 告知患者操作时如有不适，举左手示意，避免手术器械造成误伤。

2. 操作中

(1) 护士应熟练配合医生进行手术，及时吸走唾液、磨碎的牙齿或骨组织残渣，保持术区视野清晰。

(2) 避免小器械(例如钻针)或者脱位牙的误吞。

(3) 应密切关注患者的生命体征，如有异常，应立即停止操作。

3. 操作后

(1) 告知患者紧咬纱球30分钟，无出血方可离开医院；离开医院后，如有出血，可用备用纱球压迫拔牙窝止血，必要时到医院就诊。

（2）告知患者术后 7 ~ 10 天可拆除缝线。

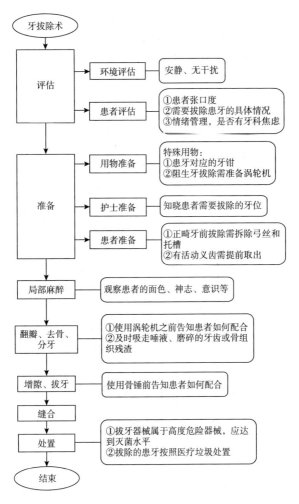

图 2 - 3 - 16　牙拔除术的护理配合操作流程

二、血管瘤腔内注射术

(一)适用范围

发生在颜面皮肤、皮下组织及口腔黏膜，如舌、唇、口底等组织的血管瘤。

(二)血管瘤腔内注射术的护理配合操作流程

(图2-3-17)

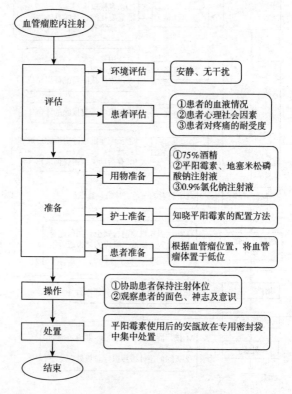

图2-3-17 血管瘤腔内注射术的护理配合操作流程

（三）注意事项

1. 操作前

（1）在感冒、发烧时期不宜进行药物注射。

（2）严格执行核查制度，核对患者信息。

（3）患者需进行血常规、凝血、肝肾功、胸部X片等检查。

（4）平阳霉素的配置应按照化疗药品的原则进行。

2. 操作中

（1）告知患者头部处于低位，如有不适举左手示意，避免造成瘤体破裂或者药液外渗。

（2）应密切关注患者的生命体征，如有异常应立即停止操作。

3. 操作后

（1）颜面部注射药物后，告知患者洗漱时不可浸湿创面。

（2）口腔内注射药物后，告知患者忌食辛辣等刺激性食物。

（3）注意保护创面，特别是低龄患者防止抓伤创面，如果创面不慎破溃需及时涂抹消炎药物。

（4）告知患者定期复查血常规、凝血、肝肾功、胸部X片等。

三、颞下颌关节腔内药物注射术

（一）适用范围

常用于骨关节炎、可复性关节盘前移位、不可复性关节盘前移位、滑膜炎等颞下颌关节紊乱病引起的关节弹响、疼痛、张口受限等症状的治疗。

（二）颞下颌关节腔内药物注射术的护理配合操作流程（图2-3-18）

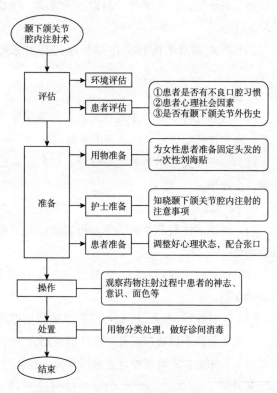

图2-3-18　颞下颌关节腔内药物注射术的
护理配合操作流程

（三）注意事项

1. 操作前

（1）严格执行核查制度，核对患者信息。

（2）如果患者过度紧张，术前可给予减压球减压，同时予以 1~2L/min 低流量氧气吸入。

2. 操作中

（1）告知患者配合医生保持张口度，如有不适举左手示意，切勿随意变换体位，以避免术中造成误伤。

（2）操作过程中，应密切关注患者的面色、神志意识等，如有异常，应立即停止操作。

3. 操作后

（1）告知患者避免大张口、避免咀嚼太硬的食物。

（2）告知患者，每天定时进行 5~10 组张口训练，定期复查。

四、颌骨囊肿刮治术

（一）适用范围

常用于由成牙组织或牙的上皮或上皮剩余演变而来的牙源性颌骨囊肿；由胚胎时期的残余上皮所致的囊肿和由损伤所致的血外渗以及动脉瘤样囊肿的非牙源性颌骨囊肿的治疗。

（二）颌骨囊肿刮治术的护理配合操作流程（图2-3-19）

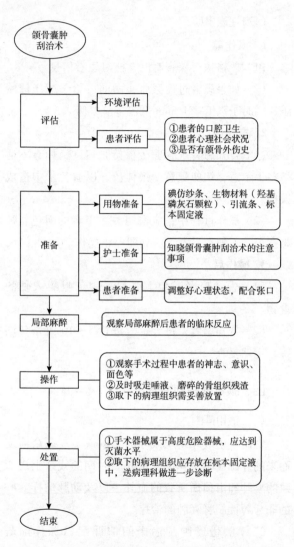

图 2-3-19 颌骨囊肿刮治术的护理配合操作流程

（三）注意事顶

1. 操作前

（1）告知患者操作时如有不适，举左手示意，避免术中器械造成误伤。

（2）如果患者过度紧张，术前可给予减压球减压，同时予以 1~2L/min 低流量氧气吸入。

2. 操作中

（1）严格遵守无菌原则。

（2）应密切关注患者的生命体征，如有异常应立即停止操作。

（3）及时吸走唾液和磨碎的骨组织，保持术野清晰。

3. 操作后

（1）告知患者，碘仿纱条、引流条应于术后 3~5 天逐步抽出。

（2）告知患者，取下的病变组织应及时送至病理科进行检查。

（3）告知患者，颌骨囊肿术后需定期复查。

五、颌面部包块切除术

（一）适用范围

常用于发生在口腔及颌面部的包块、腺体（黏液腺、唇腺）色素痣等的治疗。

(二)颌面部包块切除术的护理配合操作流程

（图2-3-20）

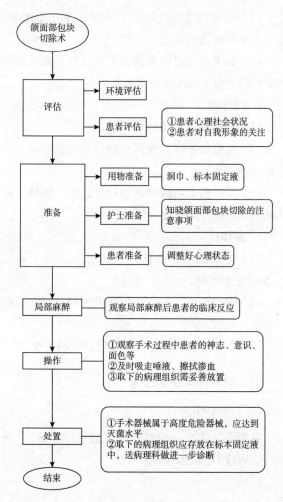

图2-3-20　颌面部包块切除术的护理配合操作流程

（三）注意事项

1. 操作前

告知患者操作时如有不适，举左手示意，避免术中造成误伤。

2. 操作中

（1）严格遵循无菌原则。

（2）应密切关注患者的生命体征，如有异常，应立即停止操作。

（3）及时擦拭血液，保持术野清晰。

3. 操作后

（1）告知患者，取下的病变组织应及时送至病理科进行检查。

（2）告知患者，术后 7 ~ 10 天拆除缝线，定期复查。

第三节　口腔修复专科技术

一、牙体制备专科技术

（一）适用范围（用途）

牙体制备专科技术指通过牙科器械对患牙或缺失牙相邻牙牙体进行去龋及外形修整，以满足修复体的固位、支持、外形、美观及功能需要的技术操作。应用于牙体/列缺损严重需恢复、改善或重建缺损、缺失的解剖外形及生理功能者。

（二）牙体制备技术操作流程（图2-3-21）

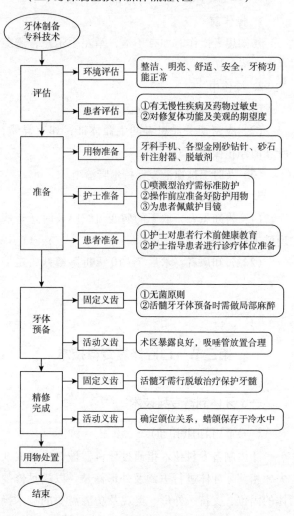

图2-3-21　牙体制备专科技术流程

（三）注意事项

（1）严格遵守无菌技术操作原则。

（2）操作过程中，保持视野清晰。

（3）做好患者的心理护理，消除恐惧、紧张心理。

（4）需注射局部麻醉药物的患者术前询问过敏史。

二、排龈技术

（一）适用范围（用途）

基牙制备完成后，根据基牙数量备缩龈线或排龈线，供医生压迫龈缘，采用机械性、药物性的手段，让龈组织暂时退缩，敞开暴露龈沟，减少邻近软组织损伤与出血，以便取得基牙颈缘预备区清晰的印模。

（二）排龈技术操作流程（图2-3-22）

（三）注意事项

（1）排龈线选择恰当、排龈力量轻柔，避免暴力。

（2）需局部止血者，在使用含肾上腺素前需评估患者健康状况，有无高血压、心脏病等疾病，有无药物过敏史等；戴有心脏起搏器或者放疗后的患者，禁用高频电刀排龈。

（3）操作过程中，保持操作视野清晰。

（4）去除排龈线要在湿润状态下，防止排龈线与牙龈发生粘连而损伤牙龈。

（5）棉花线用肾上腺素浸泡后干燥，密封保存。

使用时临时开启，防止氧化。

（6）排龈时间不宜过长，一般放置时间 5～10 分钟，长时间压迫排龈可造成牙龈退缩。

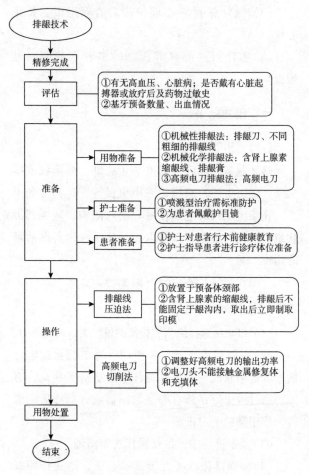

图 2 - 3 - 22 排龈技术流程

三、模型制备技术

(一)适用范围(用途)

用于记录口腔及软组织的解剖形态与关系。

(二)模型制备技术操作流程(图2-3-23)

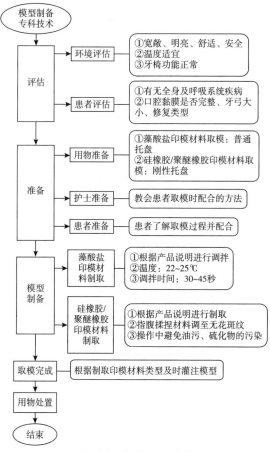

图2-3-23 模型制备技术流程

（三）注意事项

（1）做好术前评估，教会患者配合取模的方法。

（2）制取时严格观察患者面色。

（3）严格根据产品说明调拌材料。其中手混型硅橡胶印模材料，为保持材料性能，应避免油污和硫化物的污染。

（4）藻酸盐材料制取的印模要及时灌注，硅橡胶印模和聚醚硅橡胶印模应放置30分钟后进行灌注。

四、嵌体修复专科技术

（一）适用范围（用途）

嵌体是一种嵌入牙体内部，以恢复牙体缺损形态和功能的修复体。适用于颌面严重牙体缺损不能用树脂材料充填修复者，邻面牙体缺损需恢复触点者。

（二）嵌体修复专科技术操作流程（图2-3-24）

（三）注意事项

（1）询问患者病史，准确把握适应证。在使用麻醉药物后，严密观察患者反应，保障医疗安全。

（2）在操作过程中，保证术野清晰。

（3）活髓牙预备时，注意喷水降温，以减轻牙髓刺激。

（4）严格按产品说明要求使用树脂粘接剂以确保粘接效果。

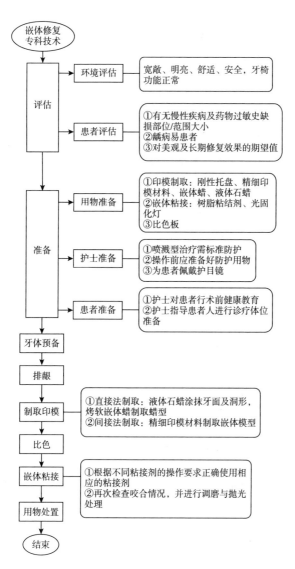

图 2 - 3 - 24　嵌体修复专科技术流程

五、贴面修复专科技术

(一)适用范围(用途)

该技术是在不磨牙或少量磨牙的情况下,利用复合树脂、瓷等修复材料粘接覆盖在牙体表面,恢复牙体正常形态和改善颜色的一种修复方式。贴面根据材料分为瓷贴面和树脂贴面。按照口内或者口外完成方式分为直接贴面和间接贴面。

(二)贴面修复专科技术操作流程(图2-3-25)

(三)注意事项

(1)严格按产品说明要求使用树脂粘接剂以确保粘接效果。

(2)贴面体积较小、粘接复杂、粘接剂颜色选择多,在护理配合中,应严格遵循操作步骤,严格计时,避免混淆。

(3)贴面处理和光照过程中,医护患需佩戴护目镜,避免眼睛损害。

(4)在操作过程中,保持术野清晰。

六、冠修复专科技术

(一)适用范围(用途)

患牙根管治疗后或牙体/列缺损较大,剩余牙体组织薄弱,无法充填治疗为患牙提供足够保护,需制作固定义齿修复体者。

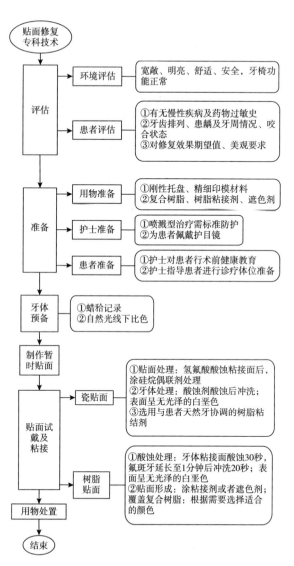

图 2 - 3 - 25　贴面修复专科技术流程

(二)冠修复专科技术操作流程(图2-3-26)

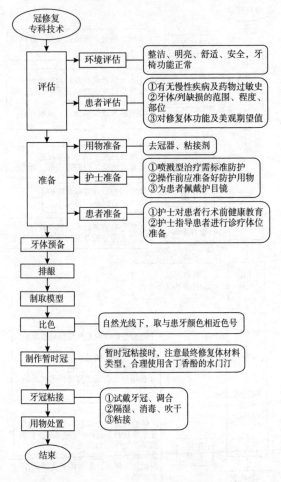

图2-3-26 冠修复专科技术流程

(三)注意事项

(1)双人核查患者姓名、修复牙位等信息。

（2）患者病史，使用麻醉药物后，严密观察患者反应，保证医疗安全。

（3）在诊疗过程中，密切观察患者反应，及时予以处理。

（4）牙冠试戴过程中，防止误吸、误咽。

七、全口义齿修复专科技术

（一）适用范围（用途）

牙列缺失的无牙颌患者常规修复方式，全口义齿是采用人工材料替代缺失的牙列及相关组织，可自行摘戴的修复体。

（二）全口义齿修复专科技术操作流程（图2-3-27）

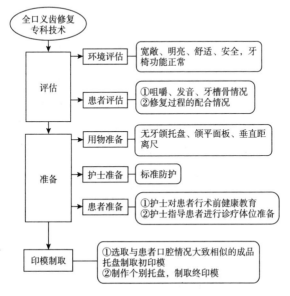

图2-3-27-A　全口义齿修复专科技术流程

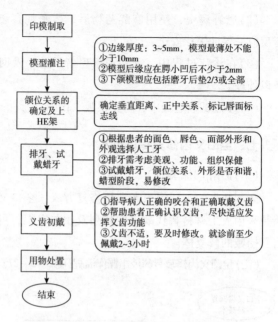

图 2 – 3 – 27 – B　全口义齿修复专科技术流程

（三）注意事项

（1）评估患者心理状态，介绍全口义齿修复的过程、材料、修复次数等，提高配合效果及诊疗效率。

（2）根据患者牙弓大小、牙槽嵴宽度、高度选择合适的托盘。

（3）教会患者正确佩戴假牙的方法，假牙日常保养、使用方法。

八、漂白技术

（一）适用范围（用途）

治疗变色牙的主要方式之一。分为诊室漂白、家庭漂白、无牙髓漂白、联合漂白四种方式。

（二）漂白技术操作流程（图2-3-28）

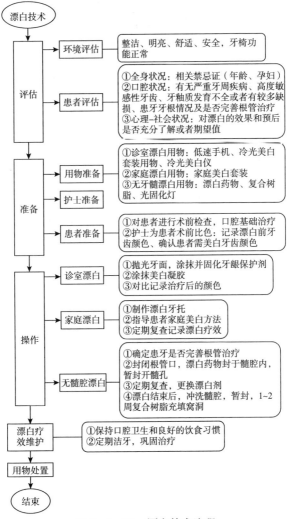

图2-3-28 漂白技术流程

（三）注意事项

（1）评估患者：是否做好美白前的牙齿准备：洁治、龋齿、缺损要先做充填，有无对过氧化物等漂白剂或者相关材料过敏等。

（2）在漂白过程中，注意软组织的隔离保护，防止黏膜刺激。

（3）在漂白过程中，如不适应调弱光照强度再继续，有较严重敏感或者疼痛，应立即终止操作。

九、牙种植体植入术

（一）适用范围（用途）

适用于牙列缺损/缺失后进行种植修复的患者。牙种植体植入术是将人工材料制成的牙种植体植入颌骨内，种植体植入后，骨组织与种植体形成骨结合，再进行上部结构修复，其目的是通过种植义齿修复以替代缺失牙的功能及外形。

（二）牙种植体植入术操作流程（图2-3-29）

（三）注意事项

（1）遵守无菌技术操作原则，口腔器械一人一用一消毒和（或）灭菌。

（2）高值耗材管理，仔细核对，规范传递种植体。

（3）了解患者全身健康情况、药物过敏史，无牙种植高风险因素，评估心理-社会状况。

（4）严密观察患者生命体征。

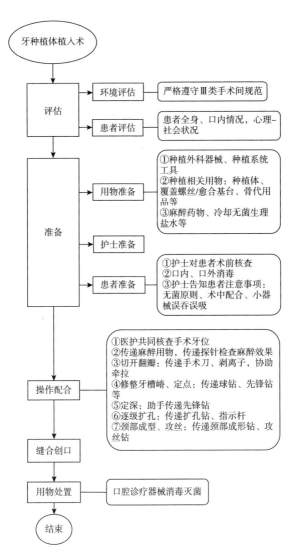

图 2 - 3 - 29　牙种植体植入术流程

十、上颌窦底提升术

(一)适用范围(用途)

上颌窦底提升术适用于上颌后牙区磨牙、前磨牙缺失,上颌窦底至牙槽嵴顶之间骨量不足而需在该区植入种植体者,是目前上颌后牙区骨量不足时种植手术较为常用的骨增量方法。

(二)上颌窦底提升术操作流程(图2-3-30)

(三)注意事项

(1)遵守无菌技术操作原则,口腔器械一人一用—消毒和(或)灭菌。

(2)术前协助医生进行评估,上颌窦肿瘤、上颌窦囊肿、上颌窦急性炎症、严重过敏性鼻炎以及重度吸烟等是上颌窦底提升术高风险因素,可能会增加手术失败的风险。

(3)术区位于上颌后牙区,需充分牵拉口角暴露术区,在操作配合时动作轻柔,避免拉伤嘴角。

(4)该手术创伤较大,术后可能会出现术区甚至面部水肿或青紫,术后行健康指导,指导患者冰敷。

十一、引导骨再生术

(一)适用范围(用途)

引导骨再生术适用于牙槽嵴水平向和(或)垂直向骨量不足、即刻种植及早期种植失败后的治疗、牙槽嵴位点保存。

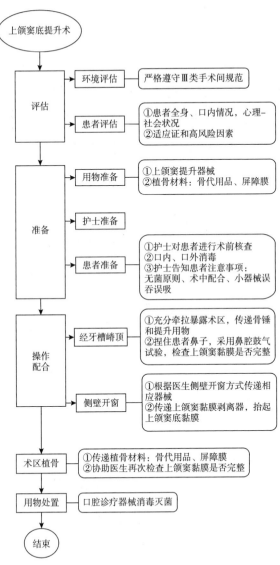

图 2 - 3 - 30　上颌窦底提升术流程

（二）引导骨再生术操作流程（图2-3-31）

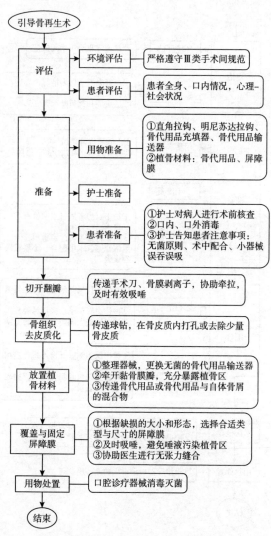

图2-3-31　引导骨再生术流程

（三）注意事项

（1）遵守无菌技术操作原则，口腔器械一人一用一消毒和（或）灭菌。

（2）高值耗材管理，使用前应与医生仔细核对，并做好登记。

（3）了解患者全身健康情况，严密观察患者生命体征。

十二、外置法植骨术

（一）适用范围（用途）

外置法植骨术适用于缺牙区牙槽骨水平向或垂直向严重骨吸收，难以通过引导骨组织再生、骨劈开等技术恢复骨高度或宽度的患者。它是将从自体不同部位获取的游离骨块固定在骨增量部位的骨膜下方，严密缝合黏骨膜瓣促使移植骨块与原有牙槽骨愈合的骨增量方法。

（二）外置法植骨术操作流程（图2-3-32）

（三）注意事项

（1）遵守无菌技术操作原则，口腔器械一人一用一消毒和（或）灭菌。

（2）了解患者全身健康情况，严密观察患者生命体征。

（3）该手术创伤较大，术后可能会出现术区甚至面部水肿或青紫，术后行健康指导，指导患者冰敷及用药。

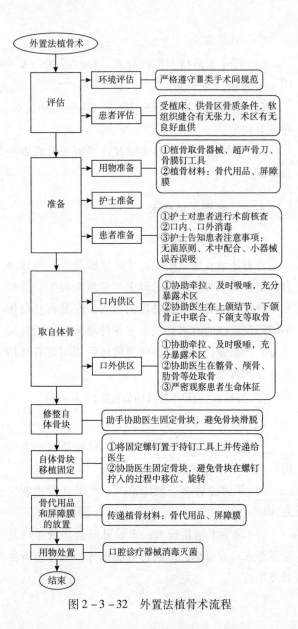

图 2-3-32 外置法植骨术流程

十三、牙槽骨劈开术

(一)适用范围(用途)

适用于上下颌牙列缺损、牙列缺失后的菲薄牙槽嵴。牙槽骨劈开术是利用牙槽骨良好的生物弹性,使用骨劈开器械逐步劈开狭窄的牙槽嵴,最终增加牙槽嵴水平宽度的技术。

(二)牙槽骨劈开术操作流程(图2-3-33)

(三)注意事项

(1)术前评估牙槽骨的质量。

(2)根据患者骨量情况,选择最佳的手术时机和手术术式。

(3)严格遵守无菌技术操作原则。

(4)避免骨板的断裂和位移。

十四、牙种植二期手术

(一)适用范围(用途)

根据种植手术类型可分为埋入式种植和非埋入式种植,牙种植二期手术适用于埋入式种植术后3~6月(种植体与牙槽骨完成骨结合)的患者。牙种植二期手术是通过第二次手术暴露并取出覆盖螺丝,安装愈合基台,进行必要的软组织处理,形成种植体穿龈袖口。

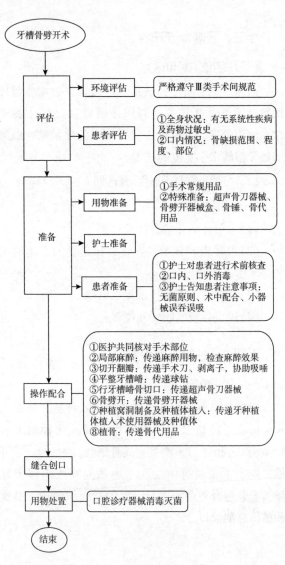

图 2 - 3 - 33　牙槽骨劈开术流程

（二）牙种植二期手术操作流程（图2-3-34）

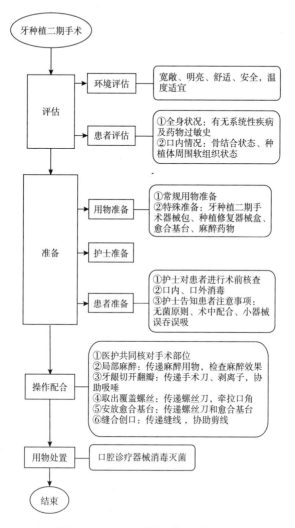

图2-3-34　牙种植二期手术流程

（三）注意事项

（1）严格遵守无菌技术操作原则。

（2）术前测量患者生命体征，询问患者过敏史。

（3）行患者心理护理，缓解紧张情绪。

（4）术前行健康宣教，避免小器械误吞误吸。

（5）操作过程中，及时吸唾，保持操作视野清晰。

十五、非开窗式种植印模制取技术

（一）适用范围（用途）

适用于个别牙缺失的简单种植修复、制取初印模或开口受限的患者。非开窗式种植印模制取技术是指使用非开窗式托盘和中央不带有固定螺丝的转移杆制取印模的方法。

（二）非开窗式种植印模制取技术操作流程（图2-3-35）

（三）注意事项

（1）行健康宣教，教会患者配合取模的方法。

（2）取模前，填充天然牙较大倒凹，防止脱模困难。

（3）取模时，严密观察患者面色。

（4）根据产品说明调拌印模材料，手混型硅橡胶印模材料应避免油污和硫化物的污染。

（5）制取的藻酸盐印模应及时灌注，硅橡胶印模和聚醚橡胶印模应放置30分钟后进行灌注。

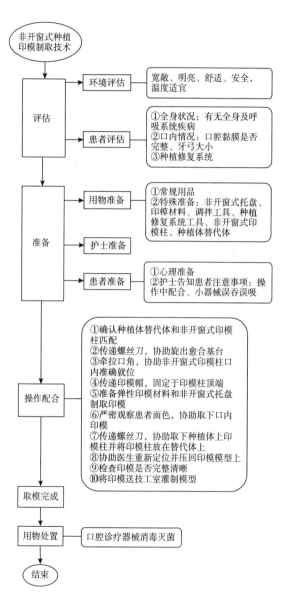

图 2-3-35　非开窗式种植印模制取技术流程

十六、开窗式种植印模制取技术

(一)适用范围(用途)

适用于多颗牙缺失、种植体植入位置较深、种植体植入角度不平行和间距小、临床冠短、印模帽无法就位或就位不良的情况。开窗式种植印模制取技术是使用开窗式托盘(通常为个性化托盘)和中央带有固定螺丝的印模帽制取印模,将印模帽和印模材料作为一个整体取下的印模技术。

(二)开窗式种植印模制取技术操作流程(图2-3-36)

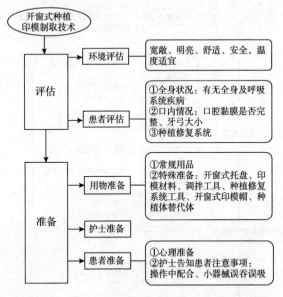

图2-3-36-A 开窗式种植印模制取技术流程

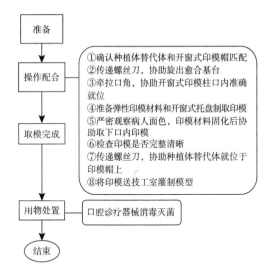

图 2 – 3 – 36 – B　开窗式种植印模制取技术流程

（三）注意事项

（1）行健康宣教，教会患者配合取模的方法。

（2）取模前，缓冲天然牙较大倒凹，防止脱模困难。

（3）取模时，严密观察患者面色。

（4）根据产品说明调拌印模材料，手混型硅橡胶印模材料应避免油污和硫化物的污染。

（5）制取的藻酸盐印模应及时灌注，硅橡胶印模和聚醚橡胶印模应放置 30 分钟后进行灌注。

十七、牙种植修复体固位技术

（一）适用范围（用途）

适用于牙列缺损/缺失后进行种植修复的患者。

根据固位的方式不同可分为粘接固位和螺丝固位。

（二）牙种植修复体固位技术操作流程（图 2 – 3 –37）

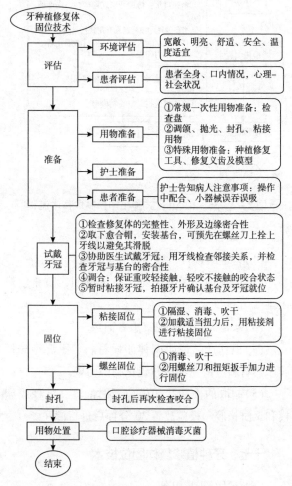

图 2 – 3 –37　牙种植修复体固位技术流程

（三）注意事项

（1）操作前行心理护理，消除恐惧、紧张心理。

（2）操作前教会患者配合戴牙的方法。

（3）操作过程中，保持操作视野清晰，及时吸唾。

（4）如选择粘接固位，粘接剂的调拌需严格按要求调拌，粘接完成后协助医生清除多余的粘接剂，避免种植体周炎的发生。

十八、数字化导板技术

（一）适用范围（用途）

适用于牙列缺损/缺失后进行种植修复的患者，还可以做一些更加复杂的手术，例如上颌窦开窗术。

（二）数字化导板技术操作流程（图2-3-38）

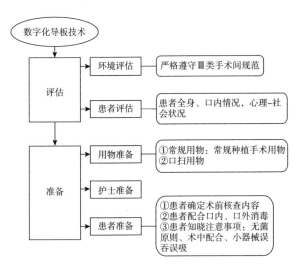

图2-3-38-A 数字化导板技术流程

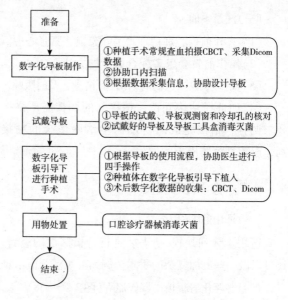

图 2 – 3 – 38 – B　数字化导板技术流程

（三）注意事项

（1）操作前行心理护理，与患者做好沟通交流。

（2）在进行数字化导板手术之前，需进行导板的试戴。

（3）手术前要准备好无菌的导板及导板工具盒。

（4）手术过程中要严格无菌操作。

十九、数字化导航技术

（一）适用范围（用途）

适用于各类种植手术，特别适用于轻度张口受限，导板钻针无法进入的情况、牙齿间隙非常小的情况、穿颧种植手术等。

（二）数字化导航技术操作流程（图2-3-39）

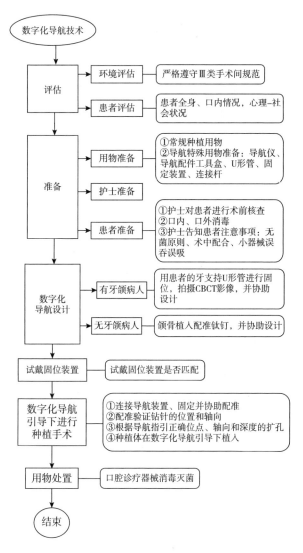

图2-3-39 数字化导航技术流程

（三）注意事项

（1）操作前行心理护理，与患者做好沟通交流。

（2）手术时避免照明灯在定位仪的视野范围内，防止干扰导航种植弯机定位器及参考板发出的红外光。

（3）整理参考板和导航种植弯机定位器线缆，避免线缆有弯折。

（4）手术过程中要严格无菌操作。

二十、种植义齿维护

（一）适用范围（用途）

用于口腔种植戴完牙后复查患者，一般建议在戴牙后第一、三、六、十二个月后进行专业口腔维护，以后每半年或一次进行专业口腔维护。

（二）种植义齿维护操作流程（图2-3-40）

（三）注意事项

（1）操作前行心理护理，与患者做好沟通工作。

（2）操作过程中，保持操作视野清晰，及时吸唾。

（3）指导患者正确地使用洁牙用具。

（4）行健康指导，告知患者保持好良好的口腔卫生，定期复查时间和重要性。

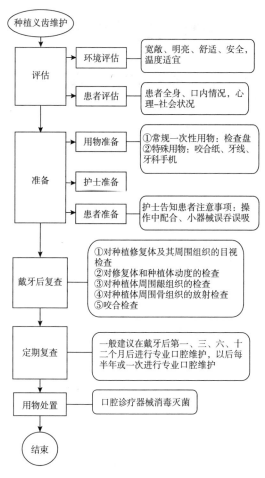

图 2 - 3 - 40　种植义齿维护流程

第四节 口腔正畸专科技术

一、唇侧托槽粘接技术（直接粘接法）的护理

（一）适用范围（用途）

用于治疗恒牙期各类牙源性及轻度骨性的非拔牙病例及拔牙病例等常见的错𬌗畸形病例，以及替牙期简单的错𬌗畸形病例。

（二）唇侧托槽粘接技术（直接粘接法）及护理操作（图2-3-41）

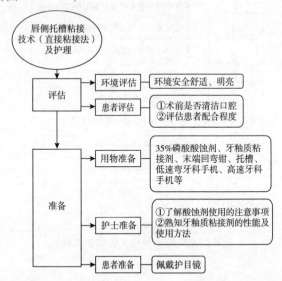

图2-3-41-A 唇侧托槽粘接技术（直接粘接法）及护理操作

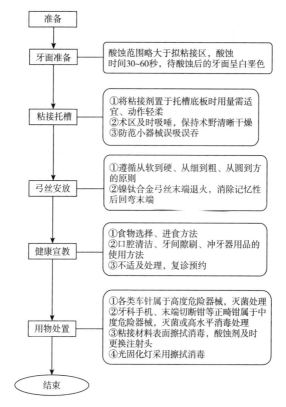

图 2-3-41-B 唇侧托槽粘接技术（直接粘接法）及护理操作

（三）注意事项

（1）将适量粘接剂置于托槽底板，避免材料过多溢出或材料过少不能覆盖托槽底板。

（2）预防小器械误吸、误吞，防止酸蚀剂、粘接剂接触患者皮肤和衣物。

（3）术中注意严密隔湿，及时吸唾，保证粘接牙面清洁干燥、术野清晰。

（4）术后检查有无弓丝、结扎丝等刺激黏膜。

二、舌侧矫治器粘接技术（间接粘接法）的护理

（一）适用范围

适用于低角深覆𬌗、牙间隙、Ⅰ类轻度拥挤、Ⅱ类2分类等。

（二）舌侧矫治器粘接及护理操作（图2-3-42）

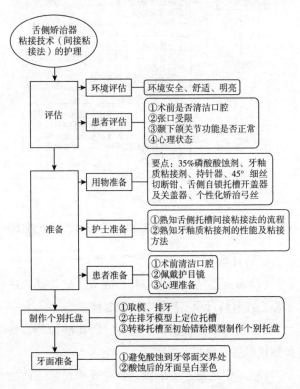

图2-3-42-A 舌侧矫治器粘接及护理操作

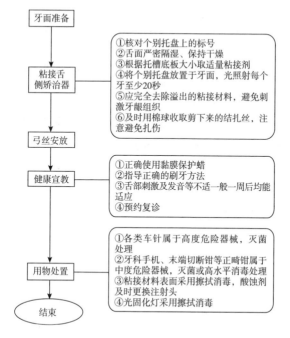

图 2-3-42-B　舌侧矫治器粘接及护理操作

（三）注意事项

（1）核对患者姓名和矫治器信息是否一致，粘接过程中传递个别托盘时应核对托盘上的标号是否与医生粘接牙位是否一致。

（2）涂抹粘接剂时，应根据托槽底板大小取适量粘接剂。

（3）传递舌侧托槽个别托盘时应在患者胸前传递，避免掉入口内发生误吸误吞。

（4）避免酸蚀剂、粘接剂接触患者皮肤和衣物。

（5）术中注意严密隔湿、及时吸唾，保证粘接牙面清洁干燥、术野清晰。

（6）术后检查有无弓丝、结扎丝等刺激黏膜。

三、无托槽隐形矫治器附件粘接技术的护理

（一）适用范围

适用于对口腔美观和卫生要求较高的错𬌗畸形患者；牙周状况不良、牙釉质发育不全、氟牙症和存在修复体等不利于托槽粘接者；龋病易感者。

（二）无托槽隐形矫治器附件粘接技术及护理操作

（图 2 - 3 - 43）

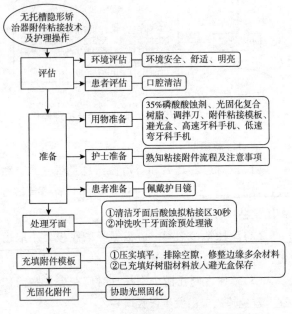

图 2 - 3 - 43 - A　无托槽隐形矫治器附件
粘接技术及护理操作

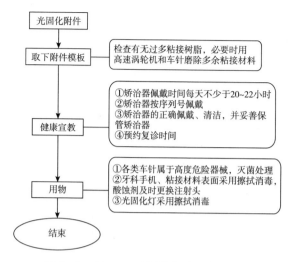

图 2－3－43－B 无托槽隐形矫治器附件

粘接技术及护理操作

（三）注意事项

（1）告知患者操作过程及注意事项，治疗操作中有不适时举左手示意。

（2）充填到模板附件中的光固化复合树脂量需合适。树脂量少，接触不到牙面和渗透液，不易粘上附件；材料过多，使附件增高，医生调整时间过长。

（3）对已充填好树脂材料的附件模板放入避光盒避光保存，以免提前固化。

（4）及时吸唾，防止唾液污染影响粘接效果。

四、活动矫治器制作及佩戴技术的护理

（一）适用范围

（1）早期错𬌗畸形的阻断治疗。

（2）不适于使用固定矫治器的乳牙期或替牙期患者。

（3）口面肌功能异常导致的功能性错殆畸形和轻度骨性错殆畸形。

（二）活动矫治器制作及佩戴技术的护理操作（图2-3-44）

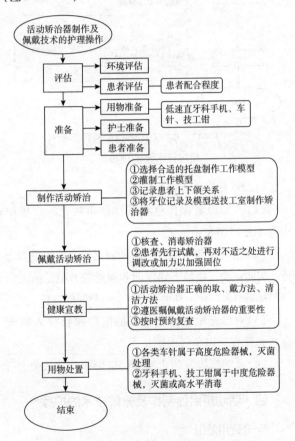

图2-3-44　活动矫治器佩戴技术及护理

（三）注意事项

（1）检查活动矫治器质量，包括矫治器的固位、基托是否与黏膜密贴，有无翘动等。

（2）佩戴活动矫治器后应检查口内软组织有无压迫刺激及固位是否良好。

（3）矫治器塑料基托不能用沸水烫洗或乙醇浸泡擦拭，可用牙膏或义齿清洁剂清洗，不用时放入冷水中保存。

五、带环粘接技术的护理

（一）适用范围

适用于需要连接矫治器附件（腭杆、舌弓、口外弓等）的牙齿；采用固定矫治器治疗错𬌗畸形时的支抗磨牙；大面积缺损充填治疗后的牙齿。

（二）带环粘接技术的护理操作（图2-3-45）

（三）注意事项

（1）选择与牙冠大小相适应的带环。

（2）选用塑料调拌刀，以免调拌用具对粘接材料性能的影响。

（3）将粘接剂放入带环内时，宜从带环的龈端放入，放至带环宽度的二分之一即可。

（4）注意材料调拌的操作时间，时间过长或过短均影响材料的质量与性能。

（5）带环粘固后应注意检查其是否松动，对于已松动的带环应重新粘固。

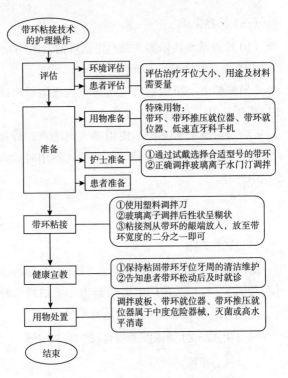

图 2 - 3 - 45 带环粘接技术的护理操作

六、透明压膜保持器制作技术的护理

（一）适用范围（用途）

各种错𬌗畸形在矫治器拆除后的保持阶段。

（二）透明压膜保持器制作技术的护理操作（图 2 - 3 - 46）

（三）注意事项

（1）石膏模型、压膜机底座处于水平位，避免加压过程中损坏石膏模型。

(2)修剪透明压膜保持器的高度应平牙冠颈缘，长度需覆盖远中最后一颗牙齿以达到将牙齿固定在矫治后的位置上。

(3)透明保持器边缘要打磨光滑，以免损伤患者口腔黏膜。

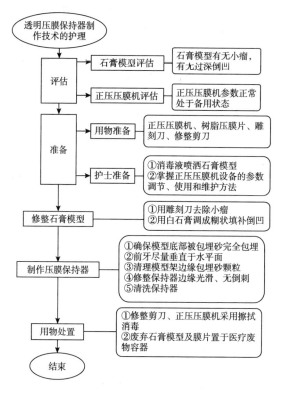

图2-3-46　透明压膜保持器制作技术的护理操作

第五节 儿科口腔专科技术

一、窝沟封闭术

（一）适用范围（用途）

磨牙、前磨牙的深窝沟，畸形舌侧沟（特别是可以插入或卡住探针），对侧同名牙患龋或有患龋倾向的其他牙。

（二）窝沟封闭术及护理配合操作流程（图2-3-47）

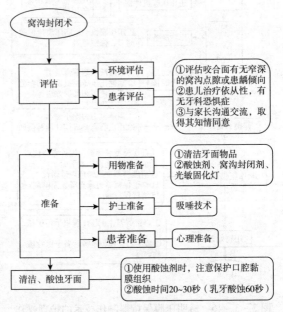

图2-3-47-A 窝沟封闭术及护理配合操作流程

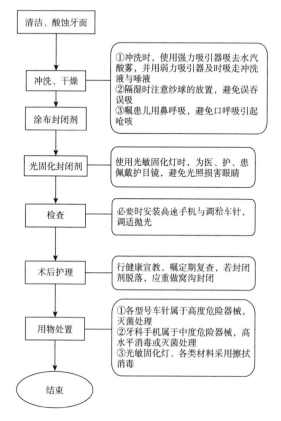

图 2 - 3 - 47 - B　窝沟封闭术及护理配合操作流程

（三）注意事项

（1）治疗过程中，密切注意患儿口内唾液分泌情况，及时更换棉卷，保持治疗区干燥。

（2）冲洗过程中及时吸走冲洗液和唾液，以免患儿发生呛咳。

（3）使用光敏灯固化时注意为医、护、患佩戴护目镜，避免光束对眼睛造成损害。

（4）术后嘱咐患儿家长定期复查（3个月、6个月或一年），若封闭剂脱落，应重做窝沟封闭。

二、乳牙金属预成冠修复术

（一）适用范围（用途）

大面积龋坏造成牙齿严重缺损；发育不全的牙齿；间隙维持器的固位装置；单个牙齿多个牙面龋坏的情况；咬合面中度磨耗，如夜磨牙。

（二）乳磨牙金属预成冠修复术及护理配合操作流程（图2-3-48）

（三）注意事项

（1）指导患儿在出现不适时举左手示意，切勿突然闭嘴，以免车针损伤口腔组织。

（2）牙体预备时，及时吸唾，同时注意保护软组织，防止误伤。

（3）冠粘接时协助医生充分隔湿。

（4）传递金属预成冠时注意患牙的位置和方向。

（5）在修整和抛光冠边缘时，应为患儿佩戴护目镜，防止碎屑溅入眼睛。

（6）预成冠体积小，在口内试戴拿取过程中注意防止误吞误吸。

（7）嘱患儿家长每3~6个月复查。如发生冠脱落、穿孔及冠缘的炎症时及时就诊。

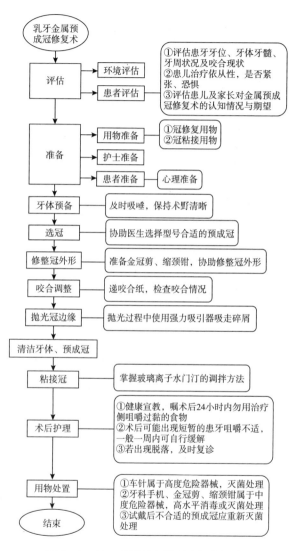

图 2-3-48　乳磨牙金属预成冠修复术
及护理配合操作流程

三、年轻恒牙根尖诱导成形术

（一）适用范围（用途）

年轻恒牙的牙髓感染、坏死；年轻恒牙的根尖周病变。

（二）年轻恒牙根尖诱导成形术及护理配合操作流程（图2-3-49）

（三）注意事项

（1）安装橡皮障前，告知患儿使用橡皮障是为了隔湿、防止唾液污染与误吞误咽，以减轻患儿焦虑与恐惧。

（2）准确传递冲洗器、根管锉，防止锐器伤。

（3）车针安装好后检查是否就位，防止操作时车针从机头脱落飞出。

（4）使用超声手柄时，因工作尖非常细小且易折断，必须将工作尖固定好并调整到合适的功率范围。

（5）护理过程中应与患儿、家长充分沟通，取得信任和配合。

（6）根管消毒封药的时间一般为2周左右，交代患儿应按时复诊。

（7）术后可能出现暂时性的咬合不适，交代患儿及家长出现急性疼痛及时复诊。

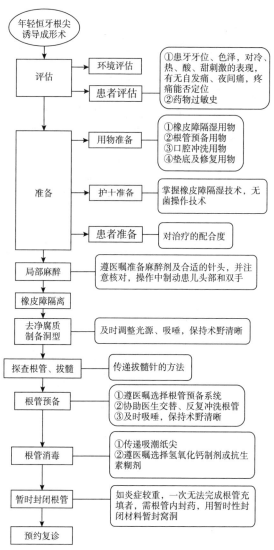

图 2 - 3 - 49 - A　年轻恒牙根尖诱导成形术
及护理配合操作流程

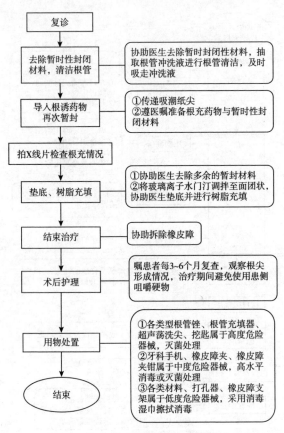

图 2 - 3 - 49 - B　年轻恒牙根尖诱导成形术

及护理配合操作流程

四、牙髓切断术

（一）适用范围（用途）

深龋治疗时意外露髓；年轻恒牙外伤冠折露髓
24 小时以内；早期牙髓炎（冠髓炎），X 线片显示无根尖病变。

（二）牙髓切断术及护理配合操作流程（图2-3-50）

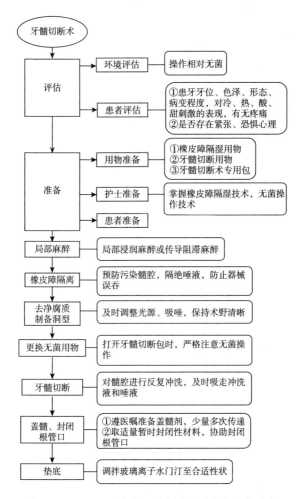

图2-3-50-A　牙髓切断术及护理配合操作流程

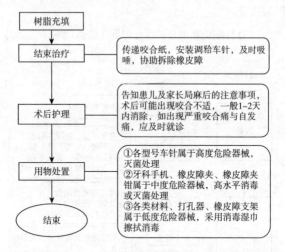

图 2 - 3 - 50 - B　牙髓切断术及护理配合操作流程

（三）注意事项

（1）治疗前告知患儿操作时如有不适，举左手示意，避免头部或右手的活动干扰治疗。

（2）治疗过程中注意无菌操作，及时吸唾隔湿，保证髓腔不被唾液污染。

（3）传递器械、药品时尽量避开患儿头部与视线，以免发生危险或造成患儿恐惧、紧张。

五、牙髓血运重建术

（一）适用范围（用途）

牙髓炎症波及根髓，不能保留牙髓或者不能保留全部根髓的年轻恒牙；发生牙髓坏死或并发根尖周炎的年轻恒牙。

（二）牙髓血运重建术及护理配合操作流程（图 2 -
3 - 51）

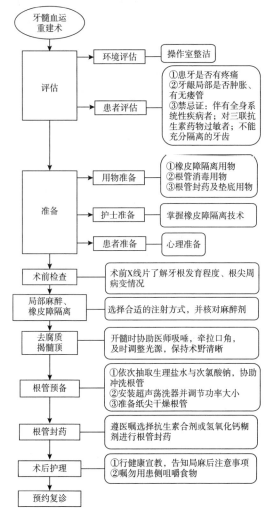

图 2 - 3 - 51 - A　牙髓血运重建术及护理配合操作流程

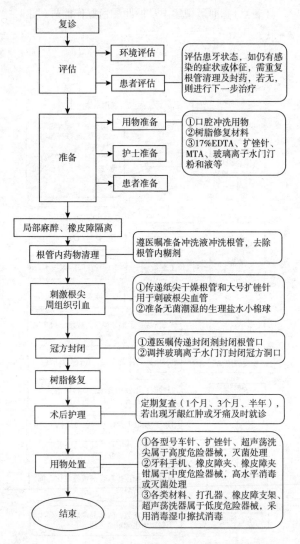

图 2-3-51-B 牙髓血运重建术及护理配合操作流程

（三）注意事项

（1）医生打开髓腔到封闭髓腔放置垫底材料之前，要求严格无菌操作。

（2）若使用超声荡洗器进行根管冲洗时，应先确认功率大小再进行使用。

（3）有效隔湿，避免污染术区，同时减少次氯酸钠对口腔黏膜的刺激作用。

六、带环/全冠丝圈式间隙维持器

（一）适用范围（用途）

单侧第一乳磨牙早失；第一恒磨牙萌出后，单侧第二乳磨牙早失；双侧各有单颗乳磨牙早失，且邻牙无松动，没有龋坏或牙髓病变已完善治疗。

（二）间隙维持器及护理配合操作流程（图2－3－52）

（三）注意事项

（1）试戴过程中要防止带环/冠脱落引起误吞。

（2）取印模过程中观察患儿反应，嘱深呼吸，若发生恶心、呕吐，及时清理呕吐物。

（3）修整冠外形时，为患儿佩戴护目镜，防止碎屑溅入眼睛。

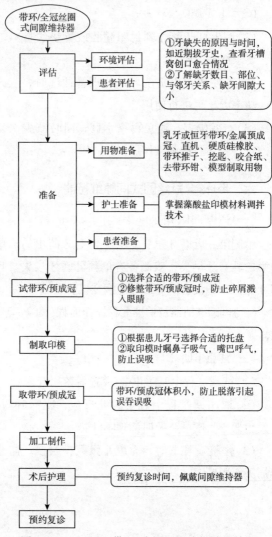

图 2 - 3 - 52 - A　带环/全冠丝圈式间隙维持器
及护理配合操作流程

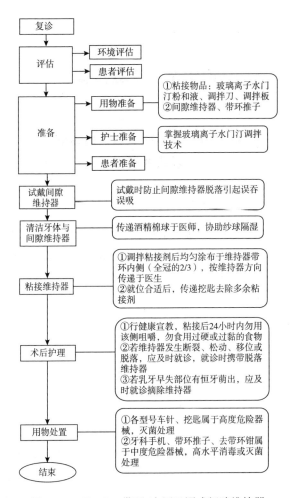

图 2 – 3 – 52 – B 带环/全冠丝圈式间隙维持器
及护理配合操作流程

第四章　急救技能

第一节　小器械误吸、误吞的紧急处理技术

一、背景介绍

在口腔诊疗过程中因操作不慎、患者配合不当、口腔固定异物脱落等情况，易发生小器械的误吸、误吞，可能引起口腔、消化道或呼吸道的损伤，甚至导致严重的呼吸、消化系统的症状，如呼吸困难、出血、穿孔等情况的发生，一旦发生小器械的误吸、误吞，需及时进行紧急处理。

二、预防策略

口腔诊疗过程中为预防小器械误吸、误吞的情况发生，诊疗前需和患者进行有效沟通，以取得患者良好配合；在诊疗过程中应严格执行规范操作，正确使用橡皮障隔离技术，减少或避免小器械误吸误吞的风险。

小器械误吸误吞发生在咽部或消化道的时候，吞服食物易导致小器械进入更深的位置，甚至穿透进入更深组织层次，导致更严重的后果，应谨慎处理。

三、小器械误吸、误吞的紧急处理技术操作
流程（图2-4-1）

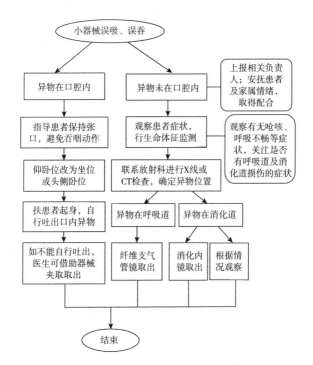

图2-4-1 小器械误吸、误吞的紧急
处理技术操作流程

第二节 晕厥的急救技术

一、背景介绍

晕厥的定义：一过性全脑低灌注导致的短暂意

识丧失。说简单一点，就是患者突然没有原因地失去应答，又很快完全清醒和恢复了意识，这种情况就要考虑晕厥的可能。口腔治疗尤其是口腔外科治疗由于应激、精神高压、饥饿等因素易发生神经介导的反射性晕厥，又称血管迷走性晕厥或单纯性晕厥。女性发病率明显高于男性。

二、预防策略

神经介导的反射性晕厥在发作前一般存在诱因，常见的包括机体刺激、憋闷、空气不流通或嘈杂的环境久居、持续精神高压、高强度的运动、饥饿、憋尿等。口腔治疗接诊时应注意评估上述因素。

特别提醒需要口腔专业医护人员重视的是有心源性晕厥史的患者。我们能早期识别的是有前驱症状的神经介导的反射性晕厥，而对于突发的、无预兆的心源性晕厥却很难预防。因此在治疗前需详细询问：①既往有无不明原因的突发晕厥病史；②有无50岁以上直系家庭成员猝死的家族史；③明确诊断有心脏疾病的患者，如肥厚性心肌病、扩张性心肌病等。上述情况患者需在心脏专科评估、完善术前检查后在心电监护专科门诊进行治疗。

总之，晕厥的治疗效果很大程度上取决于晕厥的机制而不是病因。因此，晕厥重在预防，口腔治疗过程中需做好解释，避免触发风险因素。

三、晕厥的急救技术操作流程（图2-4-2）

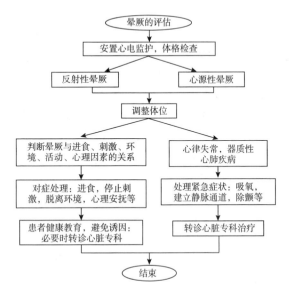

图2-4-2 晕厥的急救技术操作流程

第三节 神经源性直立性低血压的急救技术

一、背景介绍

神经源性直立性低血压（NOH）又称姿位性低血压，是指患者从卧位改变体位为直立位时，血压迅速下降，引起头晕、视物模糊、全身无力、晕厥等脑缺血症状。神经源性直立性低血压主要见于患有自主神经功能障碍相关的神经变性疾病或外周神经疾病的患者，以及存在体位性头晕的患者。女性发病率高于男性。口腔治疗体位通常为卧位，治疗时长短则数十分钟，长则数小时，存在发生神经源性直立性低血压的风险。

二、预防策略

关于神经源性直立性低血压的定义参照现行指南，即站立或头高位倾斜 3 分钟内收缩压持续下降至少 20mmHg 或舒张压持续下降至少 10mmHg。因此，此类患者在开始口腔治疗前需充分评估其心率和血压状况，询问有无心源性、血管性病史（如房室传导阻滞、房颤、冠心病、动脉粥样硬化等），有无服用影响心率、血压的药物史。治疗前还需测量标准卧位心率和血压。

三、神经源性直立性低血压的急救技术操作流程（图 2 –4 –3）

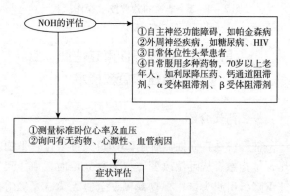

图 2 – 4 – 3 – A　神经源性直立性低血压的急救技术操作流程

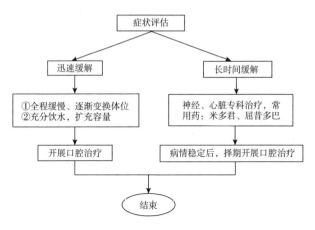

图 2 - 4 - 3 - B　神经源性直立性低血压的
急救技术操作流程

第四节　局麻药过敏的急救技术

一、背景介绍

过敏反应是指已产生免疫的机体在再次接受相同抗原刺激时所发生的组织损伤或功能紊乱。严重过敏反应更是一种急性的危及生命的全身性过敏反应，将累及多个器官并导致多种临床表现。口腔治疗过程中通常需进行局部麻醉，因此发生过敏的风险可能较高。

二、预防策略

口腔医护人员在接诊患者时须详细询问患者过敏史，包括过敏的食物、药物等。治疗过程中合理、规范用药，避免触发过敏反应。同时，医护人员应熟练掌握过敏急救技术。

三、局麻药过敏的急救技术操作流程（图 2-4-4）

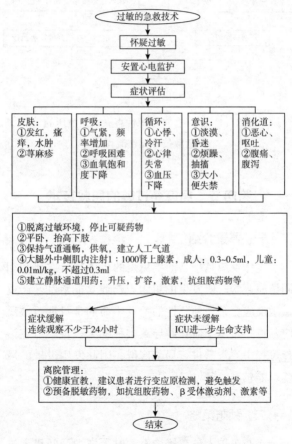

图 2-4-4　局麻药过敏的急救技术操作流程

第五节 药物烧灼伤的急救技术

一、背景介绍

药物在疾病治疗过程中起到至关重要的作用，口腔疾病治疗过程中常用的药物包括麻醉药品、止疼药品、局部治疗药品等。局部治疗药品在口腔疾病治疗过程中占有很重要的地位，如根管冲洗剂次氯酸钠、过氧化氢，牙周消毒剂等。此类药品很多都具有刺激性、腐蚀性及细胞毒性，如使用不当，可造成口腔软组织及根尖周组织的刺激及损伤，导致药物烧灼伤，增加患者的痛苦，影响患者的满意度。

二、预防策略

为了减少和避免口腔疾病治疗过程中药物烧灼伤，医师和护士需要了解各种药物的药物性质和作用特点，掌握药物具体的使用方法和适用的治疗浓度。在治疗中严格按照操作规程进行操作。

三、药物烧灼伤的急救技术操作流程（图 2-4-5）

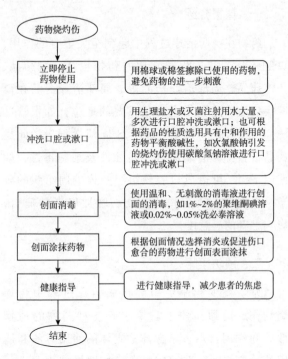

图 2-4-5 药物烧灼伤的急救技术操作流程

第三篇

管理篇

第一章 概 述

口腔临床实践的开展及发展与管理息息相关。为全面实现以患者为中心、改善医疗护理服务质量的目标，硬抓口腔医疗机构的多维度管理则至关重要。本篇将从环境管理、医疗服务流程管理、护理人力资源管理、设备及器械管理、材料及药物管理、医院感染管理、护理质量管理、运营管理等多维度加强口腔医疗机构管理，以保证医疗安全，促进口腔医疗机构良性、可持续发展。

第二章　环境管理

第一节　环境布局管理

医疗建筑是属于类型特殊的建筑，是功能复杂的工程，是医务人员为患者提供医疗服务的场所。医院环境对患者身心健康有着重要的影响，可直接或间接影响到患者诊疗甚至生命安全。因此，医疗建筑的环境管理和布局规划就显得尤为重要。下面通过图示来分类具体说明环境管理的相关要求。

按照《综合医院建筑设计规范》（GB 51039 – 2014）及《综合医院建设标准》（建标 110 – 2021）的相关规定，医院的规划建设及选址应符合以下要求。

一、医院建设规划布局（图3 – 2 – 1）

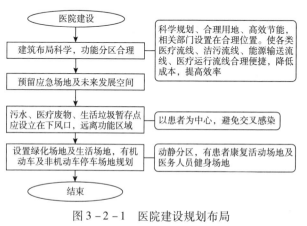

图 3 – 2 – 1　医院建设规划布局

二、医院选址符合要求（图3-2-2）

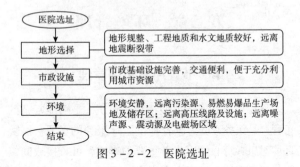

图3-2-2 医院选址

三、医院建筑功能分区

按照院内各建筑功能进行分区，可分为以下部门（图3-2-3）。有承担健康体检、康复、预防保健、传染病治疗等相关专业的医院还应设置相应功能区。

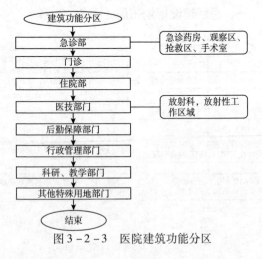

图3-2-3 医院建筑功能分区

四、医院设备设施的设计

医院的设备设施应当包括以下部分，见图3-2-4。

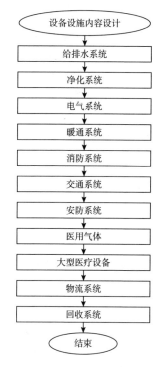

图3-2-4 医院设备设施内容设计

五、医院人员配置

按照医院各部门功能进行专业人员配置，根据各医院承担的不同任务，还应配备相应的专业人员

（图3-2-5）。

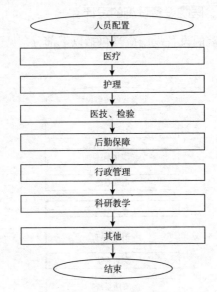

图3-2-5 医院人员配置

六、医院给排水系统（图3-2-6）

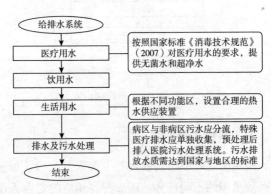

图3-2-6 医院给排水系统

七、医院电力系统的建立

随着现代医学的不断发展，医疗设备用电用气已成了必要条件，电气系统（图3-2-7）已成为医院运行的核心系统，因此电气安全问题尤为重要。

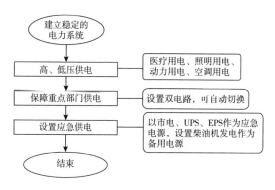

图3-2-7　医院电力系统的建立

八、医院医用气体管理（图3-2-8）

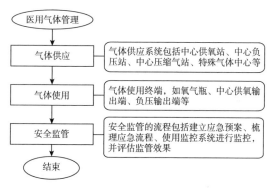

图3-2-8　医院医用气体管理

九、医院暖通系统管理

安全的暖通系统(图3-2-9)是保障医疗区域空气质量符合院感要求的重要组成部分,必须要专人管理,正规操作,定期检查维护。

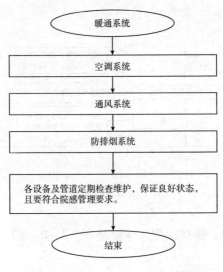

图3-2-9 医院暖通系统管理

十、医院消防系统管理

消防安全是建筑审核验收的必要条件。医院是人员密集场所,人流量大,因此是消防安全管理的重点管理单位(图3-2-10)。

十一、医院物流及医疗废物回收管理

医院物流应考虑安全、高效,实施计算机系统管理。物资运送和管理应按照常规物资和紧急物资分别管理。对于特殊类别的物资，如生物制品、管控药品等还应设立专人管理(图3-2-11)。

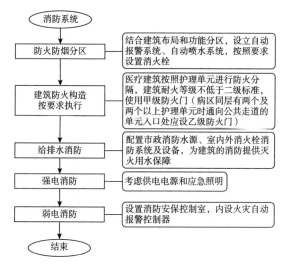

图3-2-10 医院消防系统管理

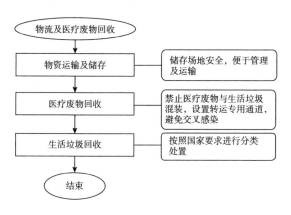

图3-2-11 医院物流及医疗废物回收管理

十二、医院安防系统管理

医院作为 24 小时开放的公共场所，人流密集，各类突发事件都有可能发生，因此完善安防管理系统是维护医院正常运行的重要保障（图 3 – 2 – 12）。

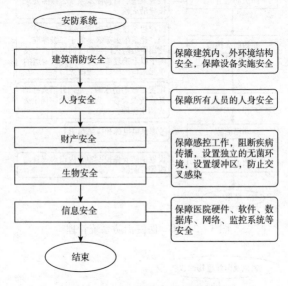

图 3 – 2 – 12　医院安防系统管理

第二节　通道管理

医院内部、外部结构复杂，各部门联接紧密，保证通道通畅和安全是医院正常运行的必要条件。下面通过图示来具体说明通道管理的相关要求。

一、医院建筑交通系统管理（图3-2-13）

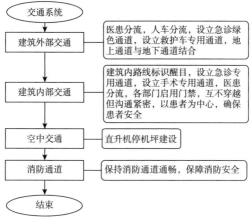

图3-2-13　医院交通系统管理

二、医院进出口设置（图3-2-14）

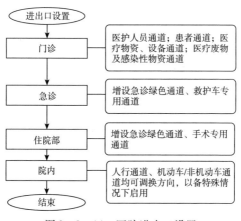

图3-2-14　医院进出口设置

三、医院电梯设置及管理（图3-2-15）

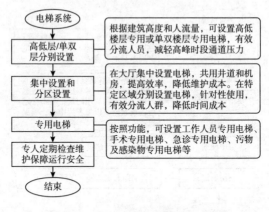

图3-2-15　医院电梯设置及管理

四、医院消防通道管理（图3-2-16）

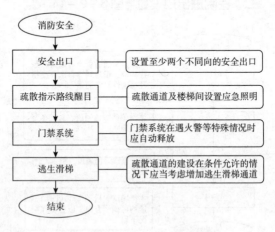

图3-2-16　医院消防通道管理

五、医疗废物及污染物通道管理（图3 - 2 -17）

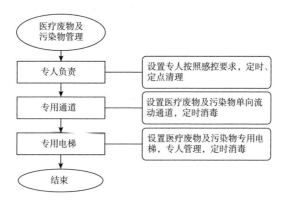

图 3 - 2 - 17　医疗废物及污染物通道管理

六、通道防疫管理（图3 -2 -18）

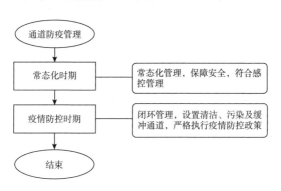

图 3 - 2 - 18　通道防疫管理

第三章 医疗服务流程管理

第一节 预约挂号管理

自 2009 年 9 月《卫生部关于在公立医院施行预约诊疗服务工作的意见》（卫医管发【2009】95 号）和《关于进一步完善预约诊疗制度加强智慧医院建设的通知》（国卫办医函【2020】405 号）发布以来，各地积极推进公立、民营医疗机构预约诊疗服务，并针对群众看病就医"瓶颈"问题创新医疗服务举措，取得了明显的成效。国家卫生健康委员会发布的《三级医院评审标准》（2020 年版）第七十八条规定：优化门、急诊服务，实施多种形式的预约诊疗服务，逐步提高患者预约就诊比例，及时公开出诊信息。因此，口腔医疗机构要不断创新预约诊疗方法，提高预约诊疗科学性，持续改善患者就医体验。

随着电子信息技术在医疗领域的广泛应用，患者预约挂号已由传统现场挂号方法向互联网信息科技技术发展。总结国内多家大型三级口腔专科医院的预约挂号模式，主要分为手机 APP 预约挂号、电话预约挂号、人工窗口预约挂号、医院自助机预约挂号等四种类型。多元化预约挂号方式不仅满足了不同层次患者群的就医需求，也极大提高医疗服务的效率。现就常用预约挂号流程展示如图3-3-1、图3-3-2、图3-3-3、图3-3-4。

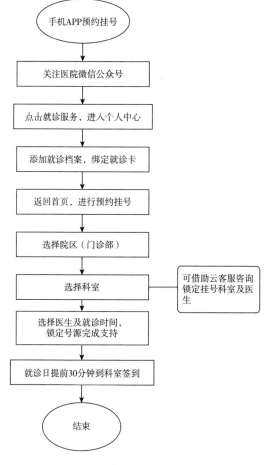

图3-3-1 患者手机 APP 预约挂号流程

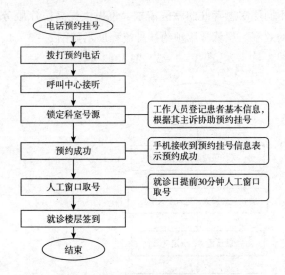

图 3 - 3 - 2　患者电话预约挂号流程

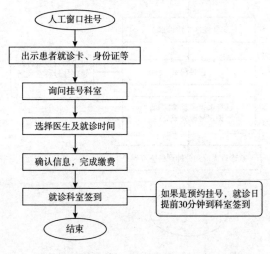

图 3 - 3 - 3　人工窗口挂号流程

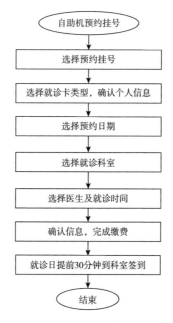

图 3 - 3 - 4　自助机预约挂号流程

第二节　候诊管理

《关于印发进一步改善医疗服务行动计划的通知》(国卫医发【2021】2 号)、《关于印发进一步改善医疗服务行动计划实施方案(2021 - 2021 年)的通知》(国卫办医发【2021】33 号)和《关于印发 2021 年深入落实进一步改善医疗服务行动计划重要工作方案的通知》(国卫办医函【2021】139 号)等文件提出分时段精准预约、缩短患者候诊时间、营造良好人文环境等服务,对医疗机构提出更高的要求。

随着社会对口腔健康的关注，口腔医疗机构服务的患者日益增多，而口腔医疗服务的特点是"大门诊、小病房"，这对口腔管理提出了新的挑战。口腔门诊患者治疗时间长、候诊时间久的问题突出，做好口腔候诊管理是非常有必要的。候诊管理流程如图3-3-5。

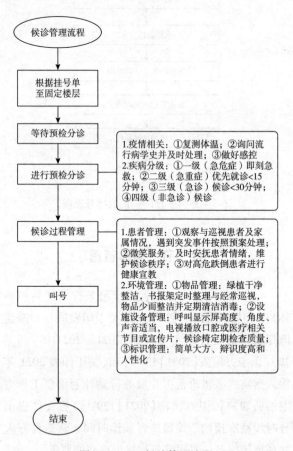

图3-3-5　候诊管理流程

第三节 就诊管理

流程管理是以规范化的卓越业务流程为中心，以持续提高效率为目的的一种系统化管理方法。就诊流程作为门诊流程中的核心环节，规范就诊流程、优化就诊流程，就显得尤为重要。口腔医院的专科设置和治疗环境及流程对大多数患者而言是比较陌生的，本节旨在以患者需求为导向，对口腔医院就诊流程进行细化与说明，缩短患者在门诊的各环节周转时间，从而提高患者就医体验。口腔门诊常规就诊流程如图 3-3-6。

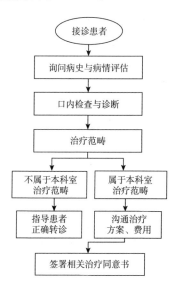

图 3-3-6-A 口腔门诊常规就诊流程

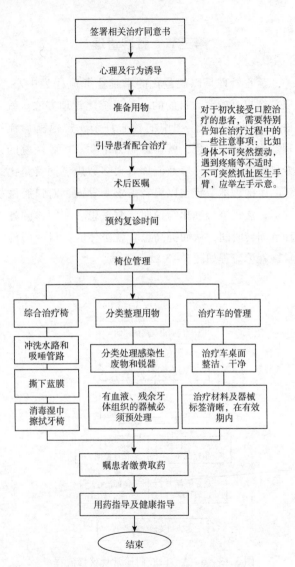

图 3 - 3 - 6 - B　口腔门诊常规就诊流程

第四节 随访管理

随着社会经济的发展和医疗服务模式的转变，为患者提供连续协调的健康服务成为必然趋势。随访管理作为患者诊疗过程中的重要组成部分，指医护人员通过各种方式与曾在医疗机构内治疗的患者保持联系，为患者提供科学的医疗护理建议、病情观察及心理指导等服务。由于大部分口腔疾病具有病程较长、反复发作、需多次治疗、需长期进行口腔健康监测等特点，患者不仅希望医护人员提供良好的治疗和服务，在治疗间隔期或治疗完成后，也需要口腔健康服务的延伸。开展科学规范的随访工作，不仅能加强患者的口腔自我管理水平，提高治疗依从性，还能降低医疗成本，节约医疗资源。本节着重介绍随访方案制订流程和口腔门诊随访工作流程，旨在为口腔医疗机构随访管理提供参考依据。

一、随访方案的制订

随访方案作为整个随访管理的核心，借助清单管理可制订标准化的随访内容，突破传统随访的随意性，为随访人员提供一个合理的随访框架，从而规范随访流程。口腔疾病随访方案的制订流程如图 3 - 3 - 7。

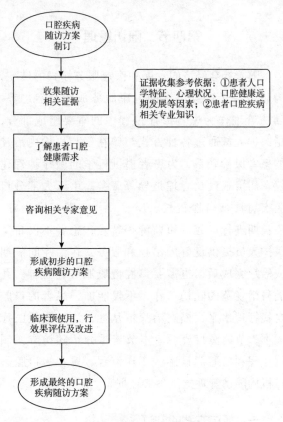

图 3 - 3 - 7　口腔疾病随访方案制订流程

二、口腔门诊随访工作流程

口腔医疗机构以口腔疾病随访方案为基础，根据机构自身特点和患者实际情况生成随访任务，选择适宜的随访人员和随访方式开展随访工作，具体流程如图 3 - 3 - 8。

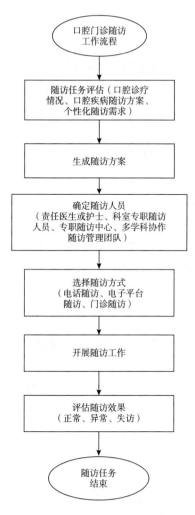

图 3 - 3 - 8　口腔门诊随访工作流程

第四章　护理人力
资源管理

护理人力资源管理是管理部门以实现"以患者为中心"的护理服务目标为核心，从经济学角度来指导和实施护理人力与护理岗位匹配的管理活动的过程。本章从护理人员招聘管理、配置及岗位管理、培训及职业发展管理、考核及评价管理四个方面进行具体讲解，旨在为口腔医疗机构护理人力资源管理提供参考依据。

第一节　护理人员招聘管理

护理人员招聘管理是医院采用科学有效的方法，为医疗机构寻找、选择、录用到合格的护理人员的过程。护理人员招聘大多是由医疗机构自行组织外部招聘工作，招聘管理流程如图 3 - 4 - 1、图 3 - 4 - 2。

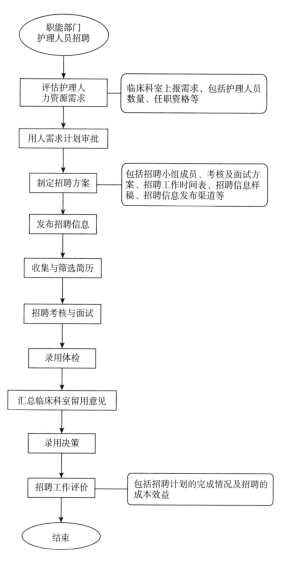

图 3-4-1 职能部门护理人员招聘管理流程

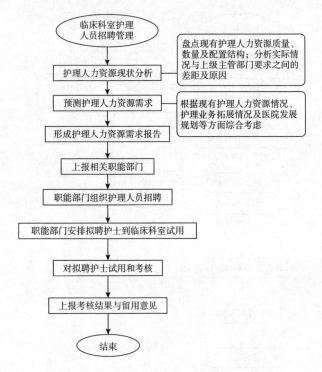

图 3 - 4 - 2　临床科室护理人员招聘管理流程

第二节　护理人力资源配置及岗位管理

护理人员配置是以医院护理服务目标为宗旨，根据护理岗位数量填补适当护理人员，保证护理人员、护理岗位、护理服务目标合理匹配的过程。实施护理人员岗位管理，是提升护理科学管理水平、调动护理人员积极性的关键举措。科学设置护理岗位，实行按需设岗、按岗聘用、竞聘上岗，促进护士队伍健康发展。护理人员配置及岗位管理流程如图 3 - 4 - 3、3 - 4 - 4。

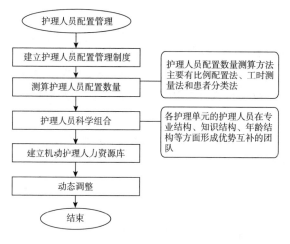

图 3 - 4 - 3 护理人员配置管理流程

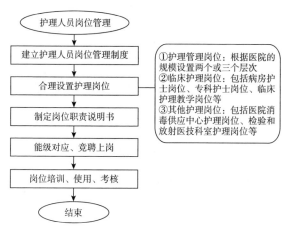

图 3 - 4 - 4 护理人员岗位管理流程

第三节 护理人员的培训及职业发展管理

科学有效的人才培养机制伴随着护理人员的整个职业生涯，护理人员的职业规划、发展与管理直接关系到医院未来发展的核心竞争力。以需求为导向，以岗位胜任力为核心，建立护理人员培训制度，满足其个人职业发展管理要求，以实现医院和护士个人的发展目标。护理人员培训与职业发展流程见图 3 - 4 - 5。

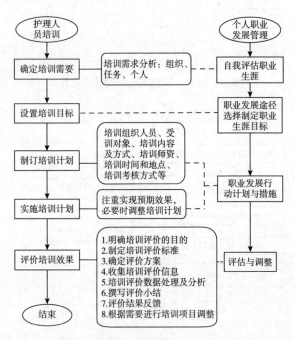

图 3 - 4 - 5 护理人员培训与职业发展流程

第四节 护理人员考核及评价管理

护理人员的考核及评价需从基本素质、行为过程、行为结果、综合评价这四个方面进行考量。基本素质包括政治素质、业务素质、职业素质；行为过程主要是对护理活动的过程质量进行评价，考核护士在护理全过程的各个环节是否体现"以患者为中心"的思想和服务宗旨；结果质量是对护理服务结果的评价，如护理工作和服务态度满意率、护理人员年终考核合格率等；综合评价是将凡与护理人员工作相关的活动都可结合在内进行综合考评。护理人员考核及评价流程见图 3-4-6。

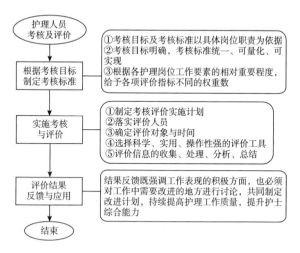

图 3-4-6 护理人员考核及评价流程

第五章 设备及器械管理

第一节 设备的管理

　　口腔医疗设备和器械合理的使用和维护，不仅关系到设备和器械功能的正常发挥，而且直接影响到设备和器械的寿命和操作的安全性。采用科学的管理方法和有效的管理手段，使仪器设备处于良好的运行状态，提高设备的使用率和完好率，是衡量医院现代化管理的重要标志。本节将从设备的申购、日常管理和处置三方面入手进行具体讲解，旨在为口腔医疗机构口腔设备管理提供参考。具体流程实施如图3 - 5 - 1、3 - 5 - 2、3 - 5 - 3。

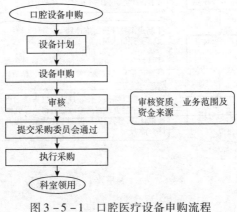

图 3 - 5 - 1 口腔医疗设备申购流程

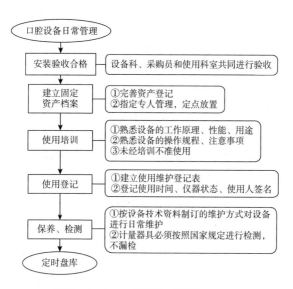

图 3 - 5 - 2　口腔设备日常管理流程

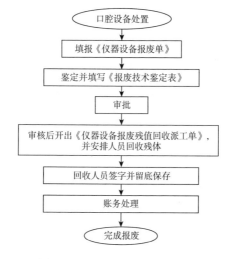

图 3 - 5 - 3　口腔设备处置流程

第二节 器械的管理

口腔器械是用于预防、诊断、治疗口腔疾患和口腔保健的可重复使用的器械、器具和物品。口腔器械种类繁多,不易管理。本章节将分别从高度危险、中度危险和低度危险口腔器械几个方面入手进行具体管理流程的讲解。

高度危险口腔器械是指能穿透软组织、接触骨、进入或接触血液或其他无菌组织的口腔器械。该类器械管理流程见图3-5-4。

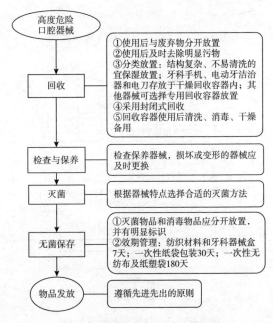

图3-5-4 高度危险口腔器械管理流程

中度危险口腔器械是指与完整黏膜相接触而不进入人体无菌组织、器官和血液，也不接触破损皮肤、黏膜的口腔器械。该类器械管理流程见图3-5-5。

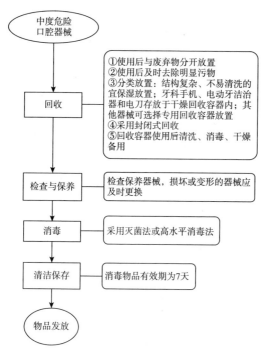

图3-5-5 中度危险口腔器械管理流程

低度危险口腔器械是指不接触患者口腔或间接接触患者口腔，参与口腔诊疗服务，虽有微生物污染，但在一般情况下无害，只有受到一定量的病原微生物污染时才造成危害的口腔器械。该类器械管理流程见图3-5-6。

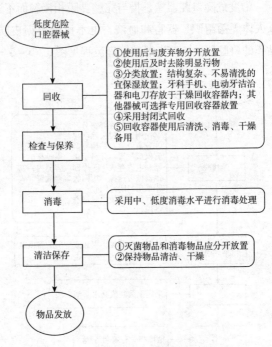

图 3 - 5 - 6　低度危险口腔器械管理流程

第六章　材料及药物管理

第一节　材料的管理

为规范医用耗材的使用，维护患者知情权，保证患者的合法权益，结合材料管理的相关要求及材料管理现状，特制定本流程。本节将从口腔医疗耗材申购、耗材领用、低值耗材管理、高值耗材管理和口腔常用材料管理五个方面进行具体讲解，旨在为口腔医疗机构口腔材料管理提供参考依据。

口腔医疗耗材申购流程如图3-6-1。

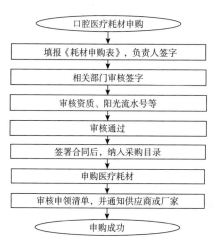

图3-6-1　口腔医疗耗材申购流程

口腔医疗耗材领用流程如图3-6-2。

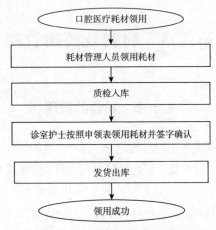

图3-6-2 口腔医疗耗材领用流程

低值耗材管理流程如图3-6-3。

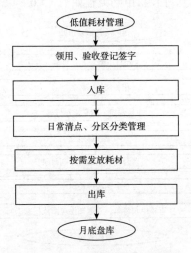

图3-6-3 低值耗材管理流程

高值耗材管理流程如图 3-6-4。

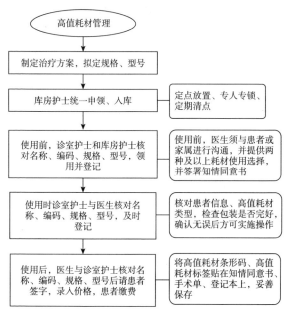

图 3-6-4 高值耗材管理流程

口腔常用材料管理流程如图 3-6-5。

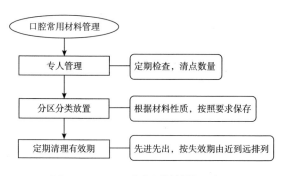

图 3-6-5 口腔常用材料管理流程

第二节 药物的管理

口腔药物是用于治疗口腔疾患和口腔保健的物品。口腔药物种类繁多，不易管理。本章节将分别从口腔常用基数药品、急救药品、高警示药品、口腔常用药品管理流程几个方面入手进行具体管理流程的讲解。

常用基数药品管理流程如图3-6-6。

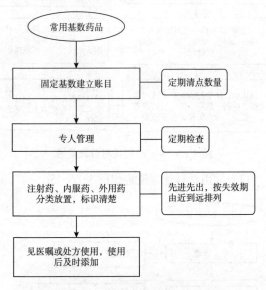

图3-6-6 常用基数药品管理流程

急救药品管理流程如图3-6-7。

高警示药品管理流程如图3-6-8。

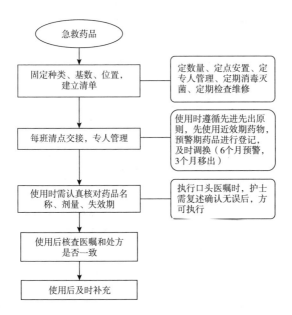

图3-6-7 急救药品管理流程

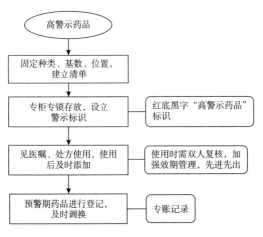

图3-6-8 高警示药品管理流程

口腔常用药品管理流程如图 3 – 6 – 9。

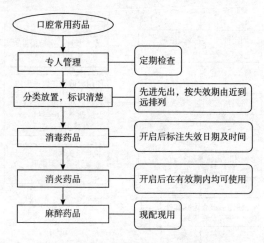

图 3 – 6 – 9 口腔常用药品管理流程

第七章　医院感染管理

医院感染是指住院患者在医院内获得的感染，包括在住院期间发生的感染和医院获得出院后发生的感染，但不包括入院前已开始或入院时已处于潜伏期的感染。医院工作人员在医院获得的感染也属于医院感染。医院感染又分为内源性和外源性，内源性感染是指各种原因引起的患者在医院内遭受自身固有病原体侵袭而发生的院内感染。外源性感染是指各种原因引起的患者在医院内遭受非自身固有的病原体侵袭而发生的感染。医院感染管理是各级卫生行政部门、医疗机构及医务人员针对诊疗活动中存在的医院感染及相关的危险因素进行的预防、诊断和控制活动。

第一节　口腔医院感染的特点

口腔医院感染既有综合医院感染的共性，又因其诊疗部位和诊疗方法的特殊性，具有明显的口腔专科特点。了解口腔医院感染的特点，便于医务人员针对性地采取有效的控制措施，避免或减少医院感染的发生。

一、诊疗部位为带菌器官

口腔是人体四大菌库之一，成年人口腔中寄居有大量细菌，种类多。口腔与消化道、呼吸道相连，与外界相通，解剖结构复杂。正常情况下，口腔内的菌群保持相对平衡，不致病。当口腔正常菌群失调或人体防御能力下降时，可导致感染的发生。

二、传播途径多

1. 接触传播 最主要的接触传播是通过污染的手造成的医务人员、患者之间的病原微生物传播，其次是通过被污染的物品造成的病原微生物传播。

2. 空气传播 口腔诊疗操作中形成的气溶胶含大量细菌，被医务人员或患者吸入呼吸道造成空气传播。

3. 媒介传播 牙科综合治疗台的水路系统被污染导致病原微生物传播，仪器设备、器械、材料及药物也是重要的传播媒介。

三、易感人群多

口腔门诊和住院的患者涵盖各个年龄段，特别是儿童和老年患者居多，其机体抵抗能力相对较弱，易发生医院感染。

第二节　环境卫生及消毒管理

医院环境卫生及消毒主要涉及空气和环境表面两个方面。口腔诊室环境污染主要来源于口腔内的分泌物及血液在治疗过程中通过飞沫及气溶胶对物体表面、地面、空气造成的污染，污染的手套触碰也可造成物体表面的污染，这些都可能导致患者和医务人员发生医院感染。

一、空气净化管理

空气净化是降低室内空气中的微生物、颗粒物等使其达到无害化的技术或方法。常用的空气净化方法有通风(自然通风、机械通风)、集中空调通风系统、空气洁净技术、紫外线消毒、循环风紫外线空气消毒器、静电吸附式空气消毒器、化学消毒法等。医院应根据临床科室的感染风险评估，采取适宜的空气净化方法。口腔专科医院因诊疗操作导致空气中的飞沫及气溶胶较多，空气净化更为重要。空气净化管理流程如图3-7-1，空气净化流程如图3-7-2。

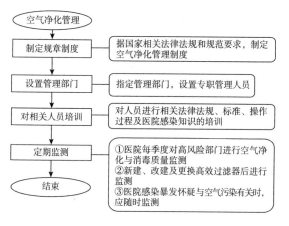

图3-7-1 空气净化管理流程

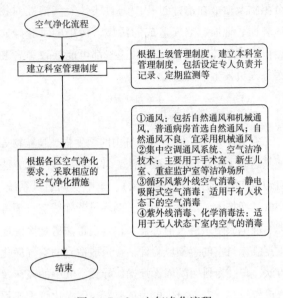

图 3-7-2　空气净化流程

二、环境表面卫生消毒及管理

环境表面指医疗机构建筑物内部表面(如墙面、地面、门、窗、卫生间台面等)和医疗器械设备表面(如口腔综合治疗台、监护仪、呼吸机的表面等),不同的风险区域应实施不同等级的环境清洁与消毒。环境表面卫生管理流程如图 3-7-3,环境表面卫生消毒流程如图 3-7-4。

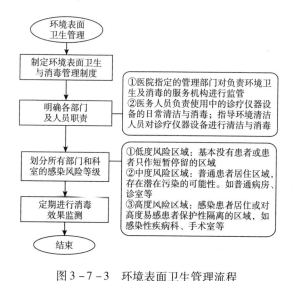

图 3 - 7 - 3　环境表面卫生管理流程

```
环境表面
卫生管理
    │
    ▼
制定环境表面卫生
与消毒管理制度
    │
    ▼
明确各部门 ────── ①医院指定的管理部门对负责环境卫
及人员职责              生及消毒的服务机构进行监管
                      ②医务人员负责使用中的诊疗仪器设
                        备的日常清洁与消毒；指导环境清洁
                        人员对诊疗仪器设备进行清洁与消毒
    │
    ▼
划分所有部门和科 ──── ①低度风险区域：基本没有患者或患
室的感染风险等级          者只作短暂停留的区域
                      ②中度风险区域：普通患者居住区域，
                        存在潜在污染的可能性。如普通病房、
                        诊室等
    │
    ▼                 ③高度风险区域：感染患者居住或对
定期进行消毒            高度易感患者保护性隔离的区域，如
效果监测                感染性疾病科、手术室等
    │
    ▼
  结束
```

图 3 - 7 - 3　环境表面卫生管理流程

```
环境表面
清洁与消毒
    │
    ▼
建立科室管理制度 ──── 根据上级管理制度，建立本科室管理
                      制度，包括设定专人负责并记录、定
                      期监测等
    │
    ▼
              ┌──── 低度风险区域（清洁级）：湿式卫生，
              │       每日1~2次
              │
清洁及消毒处置 ┼──── 中度风险区域（卫生级）：湿式卫生，
              │       可采用清洁剂辅助清洁，每日2次
              │
              └──── 高度风险区域（消毒级）：湿式卫生，
                      可采用清洁剂辅助清洁，高频接触的
                      环境表面，实施中、低水平消毒，每
                      日大于2次
    │
    ▼
清洁工具复用处理 ──── ①清洁工具分区使用，实行颜色标记
                      ②设立清洁工具复用处理间
                      ③用后及时清洁与消毒，干燥保存
    │
    ▼
  结束
```

图 3 - 7 - 4　环境表面清洁与消毒流程

第三节　水路及气路感染管理

口腔综合治疗台的水路系统是对自来水进行过滤，再分流到牙科手机、三用枪、漱口水管、冲盂水管等处，提供诊疗用水和吸唾器所需负压的设备组件。气路系统是将压缩空气过滤，为牙科手机提供驱动动力的设备组件。

因牙科手机结构和工作原理，高速涡轮手机停止转动的瞬间其头部的空气瞬时呈负压状态，患者口腔内的唾液、血液、组织碎屑、切割碎屑等污染物回吸入手机内部，如果手机内腔未达到充分有效的处置，定植的污染物就会形成菌斑。回吸的力度还可致污染物逆行进入牙科综合治疗台的水、气管路系统，病原微生物会在这些部位繁殖并形成生物膜，污染水、气管路系统。当再次使用牙科手机和口腔综合治疗台时，这些菌斑与生物膜可以随治疗所需正压及水雾冲入下一位患者口腔，导致患者和患者间的交叉感染，所以水路和气路的定期消毒非常重要。水路及气路医院感染管理流程如图 3 - 7 - 5，水路及气路消毒处理流程如图 3 - 7 - 6。

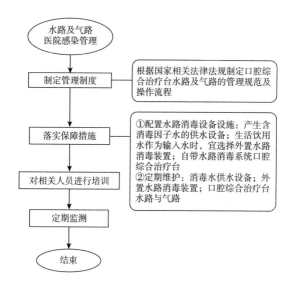

图 3-7-5　水路及气路医院感染管理流程

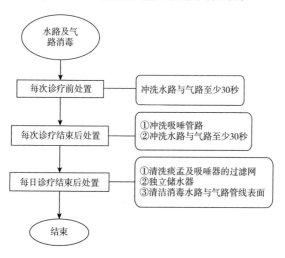

图 3-7-6　水路消毒处理流程

第四节 仪器设备、器械、材料
及药物的医院感染管理

口腔疾病的治疗操作大多在口腔内进行，操作中直接接触患者唾液及血液，患者唾液和血液中存在着大量的病原微生物，这些病原微生物可直接污染口腔仪器、设备、器械、材料及药物，也可以通过操作中产生的气溶胶造成污染。因此，应高度重视口腔医疗仪器设备、器械、材料及药物的医院感染控制工作。

一、仪器设备医院感染管理

随着口腔诊疗技术的发展，口腔诊疗使用的仪器设备越来越多。对口腔仪器设备的清洁与消毒处置，应参考仪器设备说明书，选择合适的清洁与消毒产品。仪器设备医院感染管理流程如图 3 - 7 - 7。

二、器械医院感染管理

口腔诊疗包括口腔修复、颌面外科、牙体牙髓、口腔种植等多种诊疗操作，随着现代医学的发展，口腔诊疗分科越来越细，其操作项目越来越多，不同专业有其特殊的诊疗器械，如牙体牙髓各种根管治疗器械、牙周洁治器械、牙槽外科拔牙器械、牙种植手术器械、正畸修复所用的各种技工钳等，品种多、数量大、周转快，精密、贵重，小器械、中空器械多，器械接触唾液、血液多，锐利器械多。因此，牙科材料污染物的特殊性，要达到彻底清洗消毒灭菌的难度较大，口腔诊疗活动极易由于器械消毒灭菌不善而致医院感染的危险。器械医院感染管理流程如图3-7-8。

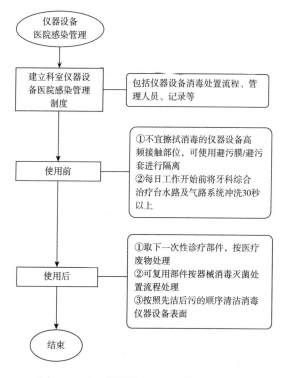

图3-7-7　仪器设备医院感染管理流程

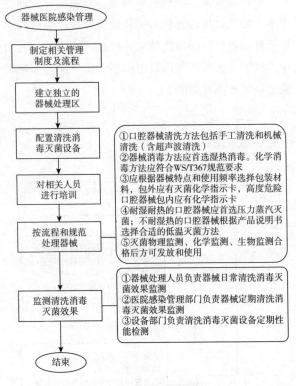

图 3 - 7 - 8　器械感染管理流程

三、材料与药物医院感染管理

在口腔内科治疗中常使用一些安抚镇痛、窝洞消毒、盖髓、失活、干髓、根管消毒等药物。这些共同使用的药物，在使用中反复取拿并与其他药物混合调拌，操作过程中稍有不慎，极易造成交叉污染。虽然其中一些药物本身具有杀菌、抑菌作用，但药物本身的污染不容忽视，牙体牙髓和修复材料有些在使用时多需粉、液调拌，操作中容易介导交叉感染；同时，由于这些材料的包装过大、材料使用时间较长，反复为多个患者使用，这也是在使用中易被污染的一个原因。这些被污染的材料、药物已成为口腔交叉感染的传播媒介。材料与药物医院感染管理流程如图 3-7-9。

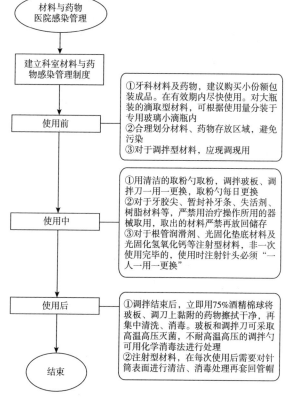

图 3-7-9　材料与药物医院感染管理

第五节 医院感染的预防

医院感染的预防涉及治疗过程中的每个环节，从患者入院到出院这段时间内，医务人员的无菌操作、消毒与隔离、手卫生措施的落实、诊疗环境的洁净度、患者及进入医疗机构人员的管理等，任一环节发生漏洞都有可能造成医院感染。因此，在日常诊疗工作当中，全体医务人员应树立预防医院感染的观念，将预防医院感染的各项措施变成自觉的行动，养成习惯，从而有效预防和控制医院感染，保障医疗安全，降低医疗费用，减少医患矛盾，给患者创造一个良好的医疗环境，确保患者获得安全的医疗服务。医院感染预防管理流程如图 3 – 7 – 10，口腔医疗机构医院感染预防流程如图 3 – 7 – 11。

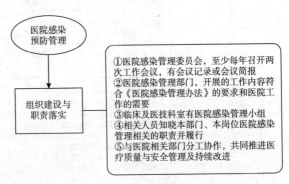

图 3 – 7 – 10 – A 医院感染预防管理流程

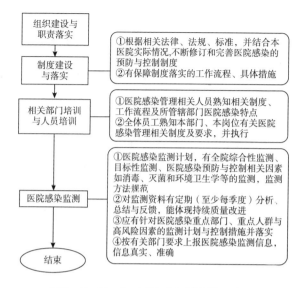

图 3-7-10-B 医院感染预防管理流程

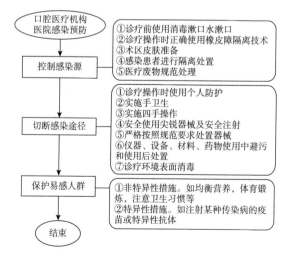

图 3-7-11 口腔医疗机构医院感染预防流程

第六节　医务人员职业暴露及个人防护管理

医务人员的职业暴露指医务人员在从事职业活动中，通过眼、口、鼻及其他黏膜、破损皮肤或非胃肠道接触含血源性病原体的血液或其他潜在传染性物质的状态。口腔医务人员在诊疗活动中，由于长期近距离接触患者的唾液和血液，且频繁使用锐器，因此口腔医务人员在诊疗过程中必须遵循标准预防的原则，才可能最大限度保证自身的职业安全与健康。职业暴露管理流程如图 3 - 7 - 12、职业暴露处理流程如图 3 - 7 - 13。

一、职业暴露管理

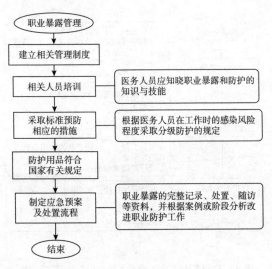

图 3 - 7 - 12　职业暴露管理流程

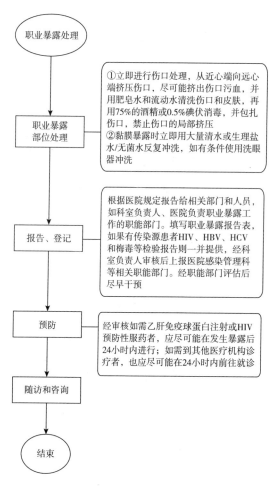

图 3 - 7 - 13　职业暴露处理流程

二、个人防护管理

个人防护管理流程见图 3 - 7 - 14。

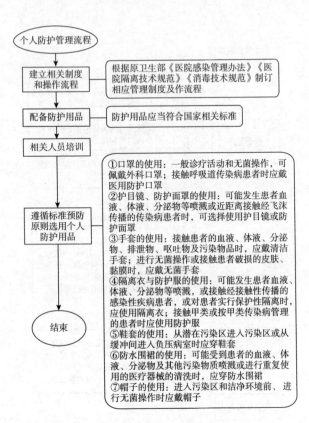

图 3 – 7 – 14 个人防护管理流程

第八章　护理质量管理

护理质量管理是指按照护理质量形成的过程和规律，对构成护理质量的各要素进行计划、组织、协调和控制，以保证护理服务达到规定的标准和满足服务对象需要的活动过程。本章将从护理质量管理过程、护理质量管理工具及方法、护理质量标准三方面入手进行具体讲解，旨在为口腔医疗机构护理质量管理提供参考依据。

第一节　护理质量管理过程

护理质量是衡量医院服务质量的重要标志之一，它直接影响着医院的临床医疗质量、社会形象和经济效益等。护理质量管理是护理管理的核心，也是护理管理的重要组成部分。科学有效的质量管理是提高护理质量的主要措施。护理质量管理流程见图 3 - 8 - 1。

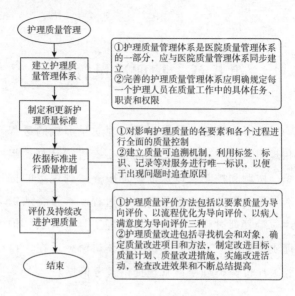

图 3 - 8 - 1　护理管理流程图

第二节　护理质量管理工具及方法

护理质量管理是一门实践科学，需借助科学的测量工具不断发现问题、改善问题。常见的护理质量管理工具及方法主要包括 PDCA 循环、临床路径、失效模式与效应分析法(FMEA)、根本原因分析法(RCA)等。

全面质量管理的思想基础和方法依据就是 PDCA 循环，其要求把各项工作按照计划、实施、检查、处理四个阶段进行质量管理，并不断重复上述循环。临床路径是由临床医师、护士及支持临床医疗服务的各专业技术人员共同合作为服务对象制定的标准化诊疗护理工作模式，同时也是一种新的医疗护理质量管理法。失效模式与效应分析是一种前瞻性的护理风险管理模式，是在行动之前就认清问题并预防问题发生的分析工具。失效模式是被观察到的错误或缺陷，应用于护理质量管理中就是指任何可能发生的护理不良事件；效应分析是指分析该失效模式对系统安全及功能的影响程度，提出可能采取的预防或改善措施，以减少缺陷、提高质量。根因分析法是一项结构化的问题处理法，用以逐步找出问题的根本原因并加以解决，而非只关注问题的表征，常用于护理不良事件管理中。具体实施流程如图 3-8-2、3-8-3、3-8-4、3-8-5。

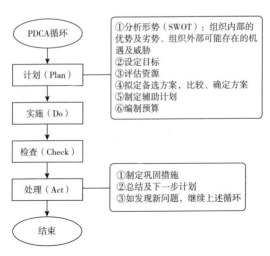

图 3-8-2 PDCA 循环实施流程图

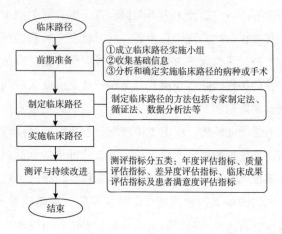

图 3 - 8 - 3　临床路径实施图

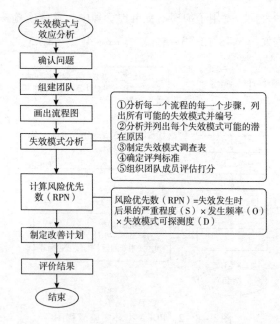

图 3 - 8 - 4　失效模式与效应分析实施流程图

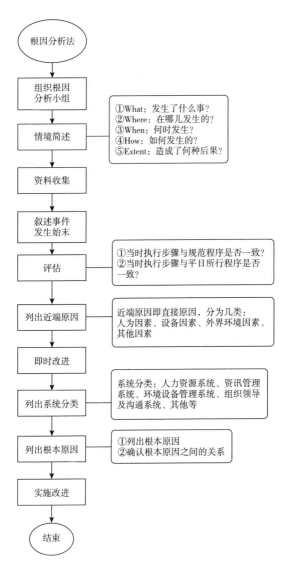

图 3 - 8 - 5　根因分析实施流程图

第三节 护理质量标准

护理质量标准化管理，即制订及执行护理质量标准，并不断进行护理标准化建设的工作过程。护理质量标准是依据护理工作内容、特点、流程、管理要求、护理人员及服务对象特点、需求而制定的护理人员应遵守的准则、规定、程序和方法，由一系列具体标准组成。护理质量标准目前没有固定的分类方法。依据使用范围分为护理业务质量标准、护理管理质量标准；根据使用目的分为方法性标准和衡量性标准；根据管理过程结构分为要素质量标准、过程质量标准和终末质量标准，这三者是不可分割的标准体系。基于管理过程结构的护理质量标准具体内容见表3-8-1。护理质量标准制定流程见图3-8-6。

表3-8-1 基于管理过程结构的护理质量标准

分类	定义	特点
要素质量标准	构成护理工作质量的基本元素	既可是护理技术操作要素质量标准，也可是管理要素质量标准，每项要素质量标准都应有具体的要求
过程质量标准	各种要素通过组织管理所形成的各项工作能力、服务项目及其工作程序或工序质量	在过程质量中强调协调的医疗服务体系能保障提供连贯医疗服务
终末质量标准	患者所得到护理效果的综合质量	通过某种质量评价方法形成的质量指标体系，如住院患者重返率、患者满意率等

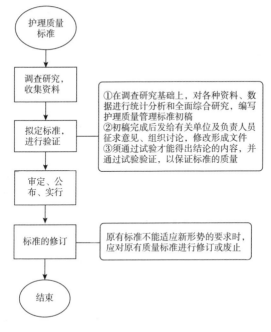

图 3 - 8 - 6　护理质量标准制定流程图

1. 护理质量敏感指标

敏感指标是质量管理的抓手，可体现护理工作特点，符合质量管理规律，且与患者的健康密切相关。护理质量敏感指标的筛选具有突出护理工作特征、突出护理质量管理要求、突出少而精的特点。护理质量敏感指标是通过测量护理工作的结构、过程和结果，反映护理工作对患者结局的影响，有助于促进护理服务的规范化和标准化，促进护理质量持续改进。口腔医疗机构常用的护理质量敏感指标见表 3 - 8 - 2。

表 3 – 8 – 2　护理质量敏感指标

分类	口腔诊所或口腔医院门诊护理质量敏感指标	口腔医院病房护理质量敏感指标
结构指标	椅护比 护患比 不同级别护士的配置 护士离职率 护士执业环境测评	床护比 护患比 每住院患者 24 小时平均护理时数 不同级别护士的配置 护士离职率 护士执业环境测评
过程指标	/	住院患者身体约束率
结果指标	/	院内压疮发生率 插管患者非计划拔管发生率 ICU 导尿管相关尿路感染发生率 ICU 中心导管相关血流感染发生率

2. 护理质量管理评价标准

近年来，随着我国护理学科的不断发展及护理改革的逐渐深入，医疗及护理质量管理也走向了科学化、标准化、制度化发展道路。国家卫生健康委办公厅颁布了《三级医院评审标准(2020 年版)》《三级医院评审标准(2020 年版)实施细则》《二级综合医院评审标准(2012 版)》《三级专科医院评审标准(2011 版)》等文件，均包含护理质量管理相关评审标准。随后部分省份依据文件要求，编写了更具针对性的护理质量管理评价标准，如《四川省医院护理质量管理评价标准(修订) – 2018 版》。这些均可作为医院护理质量管理的依据及工具。各类口腔医疗机构均可结合自身规模、经营特征、患者特征等选择合适的护理质量管理评价标准，以指导和规范各医疗机构护理质量管理及质量持续改进工作。

第九章　运营管理

　　自 20 世纪 90 年代初起，商业营销理念即已被引入牙科诊疗机构管理领域。本章将从口腔医疗机构运营策略的设计与制定、运营系统的运行与管理、运营系统的评价与改进三个方面展开，旨在为提升口腔医疗机构的市场竞争力及管理效率、促进口腔医疗机构的良性可持续发展提供参考。

第一节　运营策略设计与制定

　　为了提高主动适应社会发展需要的实力，口腔医疗机构管理必须树立营销观念，并使用营销策略。营销策略作为企业进行市场经营决策的指导思想，应以消费者需求为中心。口腔医疗机构市场营销策略则以患者为中心，为医疗机构改革指明了方向。口腔医疗机构开展运营工作的第一步即是运营策略的制定，需要参考该机构的多个维度，包括所在区域人口现状及人员层次、门诊地理位置特点、机构自身医疗资源配置、诊疗区域设置、同行竞争门诊特征等。运营策略的设计及制定流程见图 3-9-1。

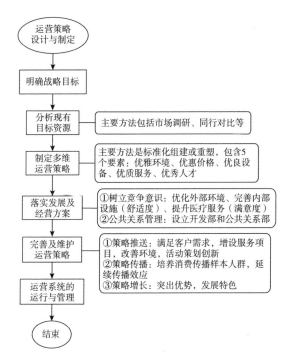

图 3-9-1　运营策略的设计及制定流程

第二节　运营系统的运行与管理

　　科学化和标准化的管理思想是口腔医疗机构获取市场竞争力的关键，科学的管理方法、人性化的服务理念、口腔医疗护理质量的提升及监管、特色化医疗护理服务模式的建立等是确保口腔医疗机构良好运作的根本。运营系统的运行与管理流程见图 3-9-2。

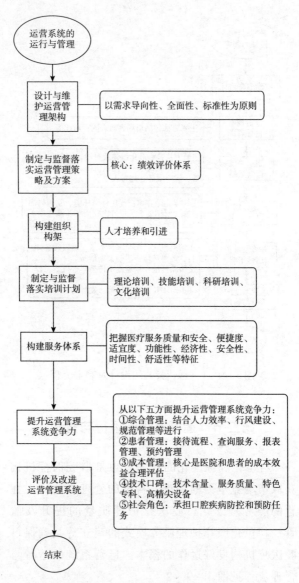

图 3 - 9 - 2　运营系统的运行与管理流程

第三节 运营系统的评价与改进

任何企业或机构的运营与发展都必须有稳定且长效的评价系统，建立完善、科学的口腔医疗机构运营系统评价制度及规范，有利于实现其安全运行，并促进其可持续发展。运营系统的评价及改进流程如图3-9-3。

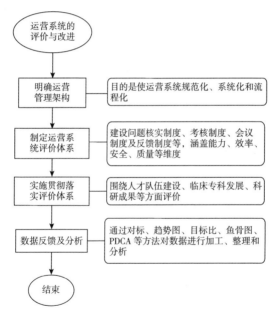

图3-9-3 运营系统的评价及改进流程

参考文献

[1]何三纲，于海洋．口腔解剖生理学［M］．8版．北京：人民卫生出版社，2020.

[2]赵佛容．口腔护理学［M］．3版．上海：复旦大学出版社，2017.

[3]张志愿．口腔颌面外科学［M］．8版．北京：人民卫生出版社，2020.

[4]毕小琴．口腔颌面外科护理基础［M］．北京：人民卫生出版社，2019.

[5]黄选兆，汪吉宝，孔维佳．实用耳鼻咽喉头颈外科学［M］．2版．北京：人民卫生出版社，2007.

[6]郭曲练，姚尚龙．临床麻醉学［M］．4版．北京：人民卫生出版社，2016.

[7]丁一．牙周科诊疗与操作常规［M］．北京：人民卫生出版社，2018.

[8]孟焕新．牙周病学［M］．5版．北京：人民卫生出版社，2020.

[9]王兴．临床技术操作规范口腔医学分册［M］．北京：人民卫生出版社，2017.

[10]陈谦明．口腔黏膜科诊疗与操作常规［M］．北京：人民卫生出版社，2018.

[11]徐庆鸿．口腔设备仪器使用与维护［M］．北京：人民卫生出版社，2020.

［12］李刚．口腔医疗设备管理［M］．北京：人民卫生出版社，2013.

［13］中国医院协会，同济大学复杂工程管理研究院．医院建设工程项目管理指南［M］．上海：同济大学出版社，2019.